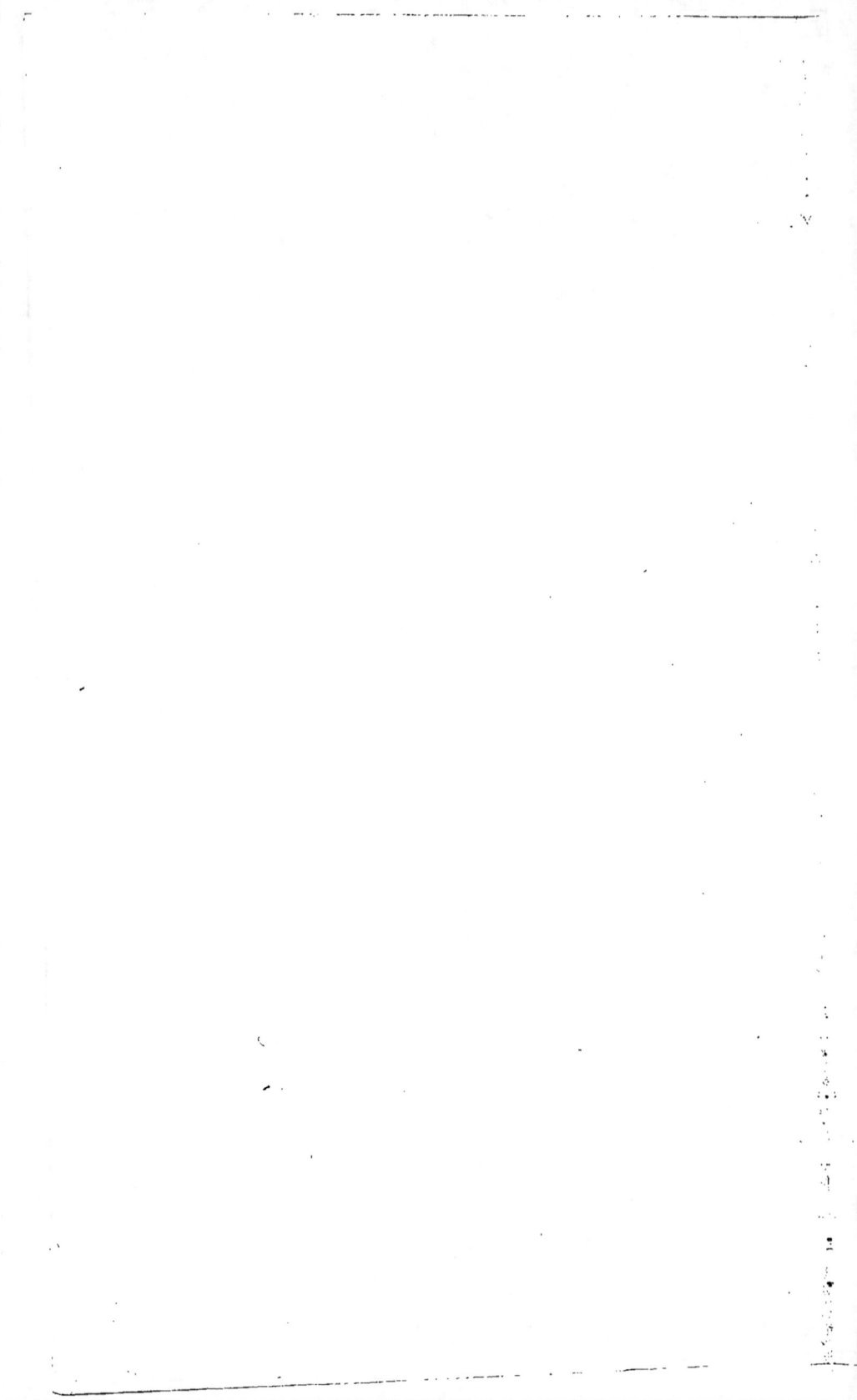

ÉLÉMENTS

d'Anatomie, de Physiologie et de petite Chirurgie

COURS

faits à

L'UNION DÈS DAMES DE FRANCE

DE MACON

par

Le Dr Louis VÉRON

Médecin-Major de 2ᵉ classe
au 134ᵉ régiment d'infanterie.

MACON
IMPRIMERIE GÉNÉRALE

1888

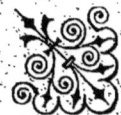

ÉLÉMENTS

d'Anatomie, de Physiologie et de petite Chirurgie

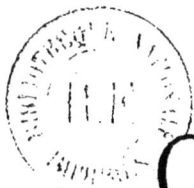

———◦◦◦◦———

COURS

faits à

L'UNION DES DAMES DE FRANCE

DE MACON

par

Le Dʳ Louis VÉRON

Médecin-Major de 2ᵉ classe
au 134ᵉ régiment d'infanterie.

———◦◦◦———

MACON

IMPRIMERIE GÉNÉRALE

—

1888

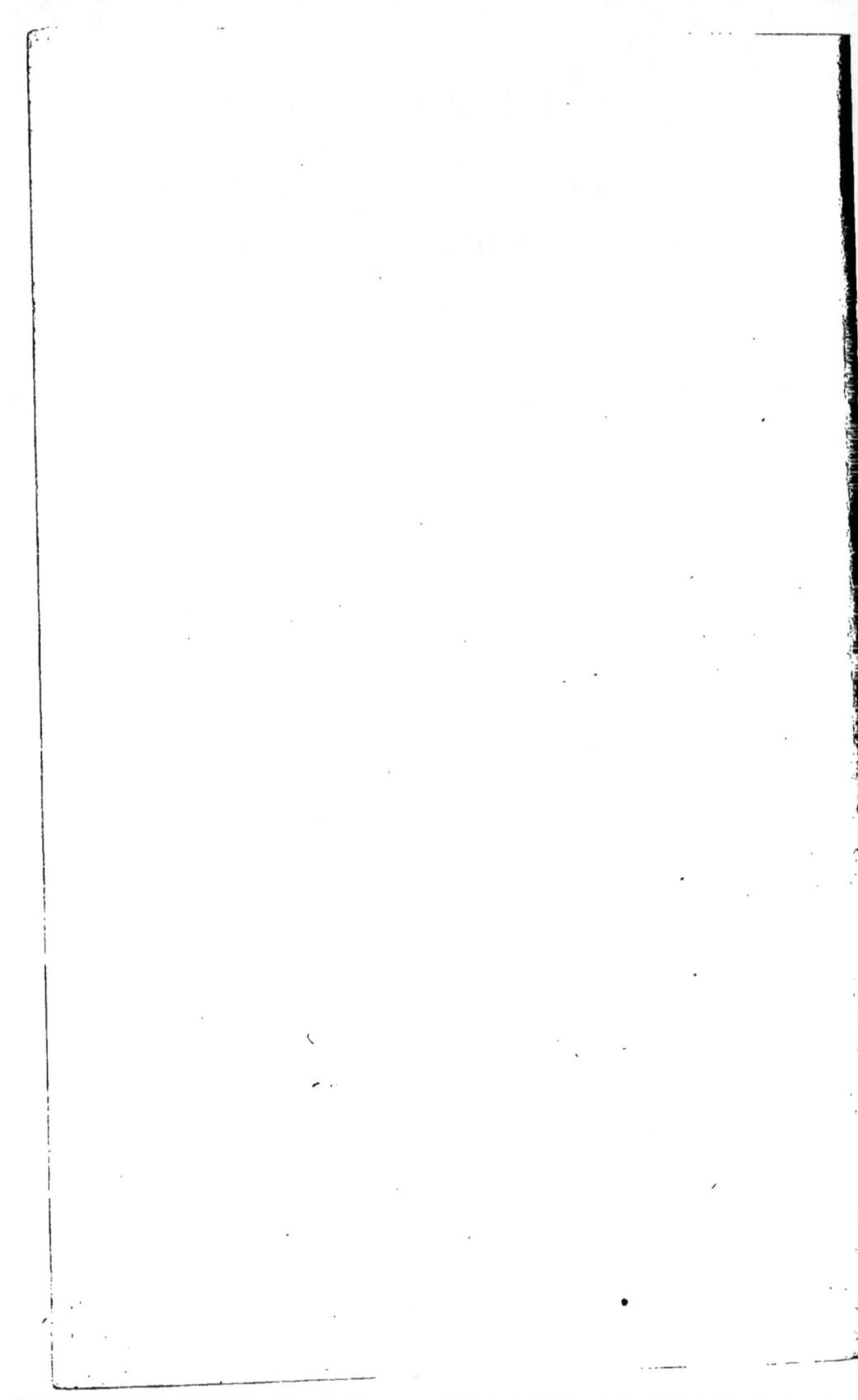

PREMIÈRE CONFÉRENCE

Mesdames,

Dans sa première conférence, M. le docteur Poirier a eu le soin de jalonner nos travaux, et il a déroulé sous vos yeux la série des différents matériaux scientifiques que nous aurons à étudier ensemble : Quelques mots d'anatomie et de physiologie, une teinte de pathologie externe et de pathologie interne, enfin des notions un peu plus étendues sur l'hygiène et sur l'art des pansements.

C'est ainsi que nous procéderons : mon but ne sera donc pas de vous faire des cours d'anatomie descriptive, mais tout simplement de vous ébaucher les grandes lignes du corps humain et afin de remédier à l'aridité d'un tel sujet, nous assaisonnerons ces données anatomiques d'une légère pointe de physiologie.

Dans cette première leçon, nous verrons le squelette, nous étudierons la charpente osseuse qui donne à l'homme ses formes et sa stabilité physique.

Dans la deuxième leçon, nous verrons le système musculaire, la physiologie des muscles, l'anatomie du cœur et des vaisseaux et la physiologie de la circulation.

La troisième leçon sera consacrée à l'étude très importante de la direction et de la situation des artères, et à l'étude des hémorragies.

Dans la quatrième leçon, nous étudierons les centres cérébraux et médullaires, et ce riche plexus de filets nerveux qui vont recueillir, à la surface de notre organisme, toutes nos impressions et toutes nos sensations.

Enfin, dans la cinquième et dernière leçon, nous terminerons par l'étude des grands appareils splanchniques contenus dans le thorax et dans l'abdomen.

L'ostéologie.

Je tiens d'abord, mesdames, à bien vous démontrer qu'il ne vous sera pas indifférent, dans votre rôle d'infirmière ambulancière, de bien connaître les os, leur place, leur forme, leur direction, leur volume, etc., etc. — Vous aurez, en effet, à soigner des blessés hémorragiques ; or, je vous apprendrai plus tard que les grosses artères vont se comprimer sur des plans osseux : Il faut donc connaître la place et la forme de ces plans osseux pour pouvoir préciser d'une main sûre le lieu de la compression. Vous aurez aussi à soigner des fractures : or, pour connaître la signification clinique d'une fracture, il faut tout au moins connaître le nom de l'os fracturé.

Le squelette en général pourrait se traduire par la définition anatomique suivante :

Le squelette se compose d'une longue tige osseuse appelée colonne vertébrale, surmontée de la boîte osseuse cranio-faciale, d'où partent des arcs osseux appelés côtes, qui vont s'arc-bouter en avant sur le sternum pour former la cage thoracique et à laquelle se trouve appendu le système osseux des quatre membres.

Colonne vertébrale. — La pièce fondamentale de cette colonne est la vertèbre qui prend des caractères différents, suivant qu'elle occupe la région cervicale, dorsale, lombaire, sacrée ou coccygienne. La tige toute entière comprend 33 vertèbres superposées, ainsi réparties par région :

Région cervicale... 7 vertèbres.
Région dorsale.... 12 —
Région lombaire... 5 —
Région sacrée..... 5 —
Région coccygienne 4 —

Dans la région sacro-coccygienne, les vertèbres sont complètement fusionnées en un seul os appelé sacrum pour le premier et coccyx pour le second.

Ce long chapelet osseux est creusé d'un trou destiné au passage de la moelle épinière.

Système osseux cranio faciale. — Le crâne, ou, comme on l'appelle d'une façon imagée, l'ovoïde cranien, comprend 8 os : 2 os pairs : les 2 os temporaux et les 2 os pariétaux.

4 os impairs : le sphénoïde, l'ethmoïde, le frontal et l'occipital.

L'ensemble de ces os forme une véritable sphère osseuse.

Permettez-moi, mesdames, de vous faire grâce des os de la face dont je ne veux vous citer que les deux maxillaires supérieurs et le maxillaire inférieur qui forment ensemble la pince osseuse destinée au broyage des aliments.

Côtes. — Les côtes, au nombre de douze, partent des vertèbres dorsales et venant aboutir à l'os de la face antérieure de la poitrine, le sternum, forment ainsi une cage osseuse appelée cage thoracique.

La cage thoracique se trouve fermée en haut par les deux omoplates et les deux clavicules qui, elles aussi, viennent se fixer de chaque côté et tout à fait en haut du sternum.

Membres supérieurs et membres inférieurs. — Il y a un

parallèle à établir entre les membres supérieurs et les membres inférieurs.

Bras : humérus = cuisse : fémur.

Avant-bras : radius-cubitus = jambe : tibia-péroné.

$$\text{Pied} \begin{cases} \text{tarse.} \\ \text{métatarse-métatarsiens 5.} \\ \text{phalanges.} \\ \text{phalangines.} \end{cases}$$

$$\text{Main} \begin{cases} \text{carpe.} \\ \text{métacarpe-métacarpiens 5.} \\ \text{phalanges.} \\ \text{phalangines.} \\ \text{phalangettes.} \end{cases}$$

Pour ne pas encombrer votre mémoire, je vous demanderai là encore, mesdames, de ne pas vous faire l'appel nominatif de tous les os qui entrent dans la constitution du carpe et du tarse.

Cette énumération faite, je vous exposerai maintenant d'une façon très brève quelques considérations générales sur les os.

Les os se divisent :

En os longs — exemple : humérus, fémur.

En os courts — exemple : phalanges.

En os plats — exemple : os du crâne, omoplate, etc.

Chaque os comprend un corps ou diaphyse, et deux extrémités ou épiphyses encroûtées d'une masse cartilagineuse que je vous présente ici.

Au point de vue de la structure. — L'os comprend : 1° du tissu compact ; 2° du tissu spongieux. Le tissu compact est prédominant dans le corps de l'os, le tissu spongieux existe plus abondamment au contraire dans les extrémités. Avec l'âge, le tissu spongieux augmente et empiète graduellement sur le tissu compact, diminuant ainsi la résistance de la pièce osseuse.

L'os est entouré à l'état frais d'un manchon fibreux qu'on appelle le périoste. C'est aux dépens de la face profonde de cette couche périostique que l'os se développe et se nourrit.

Les os sont creusés d'un véritable étui où se loge la moelle. Cette moelle partage avec le périoste la propriété de produire du tissu osseux quand on l'irrite expérimentalement ou accidentellement comme dans une fracture.

Au point de vue de la configuration générale. — Vous pouvez vous rendre compte, mesdames, par les pièces que vous avez sous les yeux, que les os sont loin de présenter dès surfaces unies, ils sont au contraire constellés d'aspérités, d'éminences, de saillies destinées à fixer les attaches musculaires, fibreuses et tendineuses.

Réunion des os ensemble. — Voyons maintenant comment ces os vont se réunir ensemble. Tous les os sont à leurs extrémités encroûtés d'un revêtement cartilagineux. Ils se mettent en contact par ce revêtement cartilagineux, et ils sont maintenus en contact par des ligaments forts et puissants qui s'insèrent aux différents os qui entrent dans la constitution d'une articulation.

Résumé. — **Pour favoriser les souvenirs de cette première leçon, je vous dirai, mesdames, qu'au point de vue osseux, l'homme se compose de deux moitiés identiques, et qu'il suffit de connaître la moitié-droite, pour connaître sa moitié gauche : que les os impairs et médians ont été pairs à l'état fœtal et dans les premières périodes de la vie. Enfin, pour réduire encore la difficulté de connaître une de ces moitiés humaines, rappelez-vous que le membre supérieur est identique au membre inférieur.**

DEUXIÈME CONFÉRENCE

Muscles et mouvements.

Mesdames,

Dans notre première leçon, nous avons esquissé le squelette humain, nous avons appris à connaître le nom des différents os du corps, leur forme, leur structure, leur configuration ; nous avons vu que ces os étaient réunis par des ligaments, et qu'ils formaient par leur agencement réciproque des articulations. Aujourd'hui, mesdames, nous allons étudier ensemble les muscles et les vaisseaux.

Muscles. — Ce squelette, dont vous avez vu les pièces principales, est couvert de masses charnues qui sont destinées à le mettre en mouvement. Ces masses charnues, ces muscles, c'est la chair, c'est la viande si vous voulez me permettre cette expression peu anatomique, c'est la partie nutritive de l'animal. Mais avant de servir aux préparations culinaires, cette chair a joué un rôle puissant pendant la vie, elle a actionné le squelette, elle l'a remué, elle l'a déplacé. Supprimez l'action musculaire, vous avez l'inertie des forces, vous avez la paralysie.

L'action générale des muscles est donc de produire des mouvements. Or, quels sont les différents mouvements du corps humain. Il y en a six principaux :

1° Mouvements d'extension ;
2° Mouvements de flexion ;
3° Mouvements d'abduction ;
4° Mouvements d'adduction ;
5° Mouvements de rotation ;
6° Mouvements de circumduction.

Ce sont là six grandes variétés de mouvements que nos différents muscles impriment aux membres autour desquels ils sont groupés.

Il y a donc des muscles extenseurs.
         id.   fléchisseurs.
         id.   abducteurs.
         id.   adducteurs.
         id.   rotateurs.
         id.   circumducteurs.

C'est sous la forme physiologique, mesdames, que je veux vous apprendre vos muscles, persuadé qu'il y a plus à y gagner pour vous qu'à faire un appel fade de tous les muscles de notre organisme.

Ceci dit, voyons comment agissent les muscles ? ils agissent en prenant des points d'appui sur les os, au-dessus et au-dessous d'une articulation, et grâce à une propriété qui leur est propre, la contraction. Ils le raccourcissent et tirent ainsi sur la résistance en l'amenant à eux. Prenons comme exemple le muscle qui fait la gloire des hercules, le biceps. Ce muscle va prendre son point d'appui supérieur au niveau de l'épaule puis recouvrant la face antérieure du bras, il vient prendre son point d'appui inférieur sur un os de l'avant-bras, le radius. Faites contracter votre biceps, en un mot, raccourcissez-le, il va alors tirer sur l'avant-bras, faire fléchir cet avant-bras, et vous sentirez sa masse faire boule sous la main et se ramasser pour ainsi dire tant que dure le mouvement ; lâchez cette contraction du biceps, l'avant-bras s'abaisse et la boule musculaire disparaît. Il en est ainsi de tous les muscles.

Tous les muscles placés à la partie postérieure des membres supérieurs et à la partie antérieure des membres inférieurs sont destinés à l'extension, ceux au contraire qui sont situés en avant du bras et de l'avant-bras, ou en arrière de la cuisse et de la jambe président à la flexion.

Les groupes musculaires de l'extension et de la flexion sont dits muscles antagonistes. L'action simultané des muscles antagonistes met le membre dans l'intermédiaire entre la flexion et l'extension.

Nous venons de voir, mesdames, les mouvements se produire grâce à la contraction musculaire : Il faut vous dire maintenant que cette contraction musculaire, pour être éveillée, pour être incitée, a besoin d'un ordre, cet ordre vient du cerveau, et il lui est fidèlement apporté par un filet nerveux qui, partant de la moelle épinière, suit le trajet du tronc et des membres et vient se ramifier dans les muscles, où il est chargé d'apporter les messages de la volonté. C'est ainsi, mesdames qu'avec un muscle absolument sain, vous pouvez être réduite à une inertie motrice absolue. Il suffit que le nerf, le fil conducteur de la volonté, soit coupé ou paralysé, ou encore il suffit qu'il se soit passé du côté du cerveau, de cette grande direction centrale, quelques grosses lésions, pour que, les ordres n'étant plus donnés, le muscle ne se contracte plus, maigrit, s'atrophie et finit par dégénérer complètement.

Je vous devais, mesdames, cette petite digression, pour vous faire bien saisir l'action de cette contractilité musculaire qui a besoin, comme vous le voyez, d'un stimulus pour le mettre en jeu, que ce stimulus soit nerveux ou électrique.

Voilà, en somme, ce que j'avais à vous dire sur les muscles ; je dois vous ajouter qu'à l'extrémité de la plupart de tous les muscles, se trouve un tendon, sorte de corde fibreuse qui sert de corde d'insertion du muscle. Ces tendons sont d'une solidité excessive, et arrachent quelquefois les lamelles osseuses sur lesquelles ils sont implantés. C'est un paquet de tendons que vous voyez à la face antérieure de votre poignet faire saillie et soulever la peau. Ce sont encore des tendons que vous voyez sur le dos de la main, faire relief, comme de véritables cordes sous-cutanées. Ce sont des tendons que vous apercevez encore sur le dos du pouce, et qui, en se contractant, circonscrivent une véritable petite cavité qu'on a appelé la *tabatière anato-mique*. C'est enfin un volumineux tendon que vous sentez au-dessus du talon, et qu'on a appelé le tendon d'Achille, parce qu'il aboutissait au seul point vulnérable de ce héros d'Homère.

Disons en terminant que les masses musculaires sont entourées par des gaines fibreuses appelées aponévroses, qui constituent de véritables manchons périmusculaires destinés à régulariser et à renforcer leur action.

Ne voyez-vous pas que certains manœuvres improvisent quelquefois des aponévroses factices quand ils se serrent avec un manchon de cuir le poignet ou le cou-de-pied pour régulariser et augmenter la force et la résistance de leurs muscles.

En résumé, mesdames, rappelez-vous ceci, c'est que partout où il y a un mouvement, il y a un muscle et que plus une région est féconde en mouvements, comme la face ou la main qui ont une motilité si riche et si perfectionnée, c'est qu'il y a là un appareil musculaire très complexe, très varié qu'il vous serait lourd d'entendre énumérer, mais que nous, médecins, nous avons le devoir de connaître jusque dans les moindres détails.

Cœur et vaisseaux. — Circulation.

Le sang circule dans l'organisme grâce à un moteur central, le cœur, et à des canaux destinés à le porter aux derniers confins de notre économie.

Le cœur comprend quatre cavités adossées deux à deux : deux oreillettes et deux ventricules. Le cœur doit être, en somme, considéré comme un double organe, comme deux cœurs : un cœur droit et un cœur gauche, séparés par une cloison et fusionnés par un système de fibres musculaires qui rend synergique l'action des deux cœurs réunis. Dans le cœur droit, on ne rencontre que du sang veineux noir. Dans le cœur gauche, on ne trouve que du sang rouge ou artériel. Or, si l'on considère que le sang rouge est véhiculé par les artères, et que le sang noir est canalisé dans les veines, on pourra déjà en conclure que le cœur gauche est le point de départ des gros troncs artériels, et que le cœur droit est le point d'arrivée des gros canaux veineux.

Parti des cavités droites du cœur, le sang veineux est lancé dans le poumon où il va s'oxygéner et se rougir au contact de l'air, devenu artériel, et après cette transformation, il revient dans le cœur gauche où une contraction le lance dans les canaux artériels qui vont le répartir dans nos tissus où il va répandre la nutrition et la vie.

Les dernières ramifications de l'arbre artériel sont représentées par un fin réseau de canaux capillaires où l'oxygène se perd, où le sang se charge d'acide carbonique pour être repris ensuite par les radicules veineux.

La marche du sang dans les canaux artériels obéit aux lois suivantes : D'abord la contraction vigoureuse du muscle cardiaque qui projette avec force l'ondée sanguine, puis l'action contractile et élastique du tube artériel qui continue l'impulsion donnée et force le sang à progresser dans les artères et à le faire passer jusque dans les plus fins capillaires. Arrivé là, le sang ne reçoit plus l'influence de la contraction du cœur et cependant il est obligé de monter dans les canaux veineux pour revenir à son point de départ. La nature a employé alors les moyens suivants : elle produit l'appel du sang veineux de bas en haut, par le vide qui existe dans la cavité thoracique, et elle empêche au sang veineux de refluer vers sa source, grâce à un système de valvules dont sont tapisssés les canaux veineux et qui empêchent le sang des veines de redescendre au fur et à mesure de son ascension : Ajoutez à cela la contraction incessante de nos muscles qui pressent sur les parois des veines et facilitent ainsi la progression du sang et vous aurez ainsi la clef de la physiologie de la circulation : tout cela n'est esquissé qu'à gros traits, mais cela vous suffit aussi pour vous donner une légère teinte de l'anatomie et de la physiologie de la circulation.

TROISIÈME CONFÉRENCE

Artères et hémorragies.

Mesdames,

Toutes les considérations générales sur la circulation nous ont préparé la voie à cette troisième leçon. Aujourd'hui, nous nous occuperons tout spécialement des artères et des hémorragies. C'est là une question capitale dans l'espèce, car ce sont les hémorragies qui allongent la liste nécrologique des champs de bataille.

L'artère dont vous connaissez déjà la fonction se compose de trois tuniques : 1° une tunique interne ; 2° une tunique moyenne formée par un système de fibres musculo-élastiques qui jouent le rôle actif dans la circulation intra-artérielle ; et 3° une tunique externe. Ceci dit sur la structure anatomique d'une artère, voyons la disposition générale du système artériel.

Le système artériel comprend un arbre central, l'aorte, d'où émergent toutes les branches secondaires qui vont se ramifier dans la tête, dans le thorax, dans l'abdomen et dans les membres. Ces canaux artériels se cachent généralement dans la profondeur des tissus pour se mettre à l'abri des différents traumatismes qui pourraient les influencer ; elles vont se placer à la partie interne des membres, suivant la région interne du bras, la région interne de la cuisse et se trouvant ainsi par rapport aux attaques extérieures protégées par l'épaisseur du membre lui-même.

Les canaux artériels ne trouvent pas seulement des moyens de défense dans leur position, elles en trouvent encore dans leur structure anatomique ; en effet, ces canaux sont mobiles, compressibles, élastiques ; ils savent ainsi échapper aux différents corps étrangers qui pourraient les attaquer ; elles peuvent parfois se soustraire aux balles qui les déplacent sans les ouvrir, mais malheureusement les balles contusionnent leurs parois ; et une paroi artérielle fortement contuse est destinée à se gangréner, à se sphacéler, et à produire conséquemment une hémorragie secondaire par la chute de la partie mortifiée de cette paroi artérielle. Vous voyez donc, mesdames, que la nature a, malgré cela, prêté d'excellents moyens de résistance à des organes aussi importants en leur donnant une situation propice, en leur accordant cette mobilité, cette élasticité qui leur permettent de glisser pour ainsi dire sous les corps étrangers : C'est pour cette raison que nous voyons assez souvent dans les comptes-rendus des guerres ou dans nos hôpitaux des individus qui ont reçu des balles dans la direction précise d'une artère et ne présenter absolument aucune hémorragie, grâce aux moyens de défense de l'artère. Si je ne craignais de prendre la tangente sur ce cours, je vous dirai qu'à tous ces moyens de défense de l'artère, la balle a de nombreux moyens d'attaque par sa forme, par sa vitesse, par sa fragmentation angulaire, mais toutes ces considérations, pourtant si intéressantes, nous entraîneraient hors d'un sujet qui est assez vaste pour occuper cette séance.

Continuons donc à vous exposer les données anatomiques générales du système artériel et, si vous voulez, insistons tout spécialement sur les artères des membres, voulant faire de vous des infirmières utiles à l'ambulance et non des anatomistes. Rappelez-vous, mesdames, quand nous avons étudié le squelette, nous avons vu que le bras et la cuisse avaient un os, l'humérus pour le bras, le fémur pour la cuisse ; que l'avant-bras et la jambe avaient deux os, le radius et le cubitus pour l'avant-bras, le tibia et le péroné pour la jambe. Eh bien, rappelez-vous cette formule qui, sans avoir la rigueur mathématique, sera un précieux auxiliaire pour votre mémoire : « Tout membre à un os possède un tronc artériel ; tout membre à deux os possède deux troncs artériels. »

Faisons l'application de cette formule : le bras a un os, l'humérus, et un tronc artériel, l'artère humérale ; la cuisse a un os, le fémur, et un tronc artériel, l'artère fémorale ; l'avant-bras a deux os, le radius et le cubitus, et deux troncs artériels, la radiale et la cubitale. La jambe a un os, mais là une exception, il n'y a pas de règle sans exception. Vu le volume des parties à irriguer, il y a une péronière et deux artères tibiales, une artère tibiale antérieure destinée à la partie antérieure de la jambe, et une artère tibiale postérieure destinée à sa partie postérieure.

À la main et au pied, les artères affectent une disposition en arcade d'où se détachent tous les rameaux collatéraux destinés à l'irrigation de la main et du pied.

Si vous me permettez, mesdames, je vous ferai grâce de la trop longue liste de canaux artériels qui sillonnent le thorax et l'abdomen qui font leur ascension dans la région du cou et de la tête, ou qui se ramifient dans les parois ou dans les différents viscères de l'organisme. Je tiens essentiellement à ne vous apprendre que la partie pratique ; or, les hémorragies thoraciques et abdominales demandent une technique trop délicate et avec laquelle il faut être absolument familier. Toutefois, je vous signalerai à la face deux artères qui cheminent sur des plans osseux, qui sont superficiels et dont les battements vous indiqueront la place et la direction, c'est l'artère temporale qui passe le long de la partie antérieure de l'oreille, et l'artère faciale qui croise obliquement la face antérieure de l'os maxillaire inférieur sur lequel on peut aller la comprimer. Vous voyez, en somme, que votre bagage anatomique sur les artères sera aussi léger que possible et fatiguera peu votre mémoire.

Je veux vous dire, maintenant, comment vous reconnaîtrez la superficialité d'une artère : 1° par le pouls. Le pouls est produit par le choc de l'ondée sanguine sur la paroi artérielle. Il n'y a pas que le pouls classique, celui que le médecin va tâter sur la face antérieure du poignet, il y en a partout où une artère est assez superficielle pour être accessible à la palpation.

Vous sentirez ainsi un pouls temporal, un pouls facial, un pouls huméral, un pouls radial, un pouls cubital, un pouls fémoral, etc., etc., et ce sera là une précieuse indication pour la recherche d'une artère. Quand l'artère est très superficielle, vous pourrez encore sentir un cordon élastique rouler sous le doigt. Cependant, mesdames, il n'est pas bon de sentir trop bien ses cordons artériels, c'est un signe de sénilité.

Ceci dit, passons à l'étude très succincte des hémorragies. L'hémorragie, c'est l'issue du sang au dehors d'un vaisseau. Il y a des hémorragies capillaires, des hémorragies veineuses, des hémorragies artérielles.

L'hémorragie capillaire, c'est l'hémorragie qui succède à toute piqûre ou à une coupure superficielle des téguments, c'est l'hémorragie de la couturière et du barbier. Nous les passerons sous silence, bien qu'elles peuvent, chez certains individus prédisposés à perdre facilement leur sang, prendre un caractère dangereux, mais heureusement l'hémophilique est rare, et la plupart d'entre nous sommes peu soucieux de la blessure de nos capillaires.

Les hémorragies veineuses, insignifiantes quand elles n'atteignent que des veines de petit calibre, peuvent prendre un caractère de gravité assez sérieux quand elles intéressent des veines de gros calibre.

Le danger s'accroît encore lorsque la plaie a porté sur les grosses veines du cou ou de la racine du membre supérieur. Il se produit, en effet, par le fait du vide thoracique et par le fait aussi de leur situation dans des toiles fibreuses qui les maintiennent béantes, un tirage aérien qui peut faire entrer l'air dans la veine et jusque dans les cavités droites du cœur où il peut produire une syncope mortelle. Toutefois, ces accidents sont rares, et je vous les signale en passant.

Vous reconnaîtrez une hémorragie veineuse à trois caractères principaux :

1° Le sang qui sort de la veine est noirâtre, spumeux ;

2° Il sort en bavant, sans avoir un jet isochrone aux battements du cœur ;

3° L'hémorragie s'arrête si on fait la constriction entre la blessure et les extrémités.

Les hémorragies artérielles ont des caractères précisément inverses.

1° Le sang qui sort de l'artère est rouge ;

2° Il sort en jet rythmé, en saccades isochrones aux battements du cœur ;

3° L'hémorragie s'arrête si on comprime entre le cœur et la blessure.

Voici, mesdames, quels seront les gros caractères cliniques qui vous donneront le maximum de probabilités pour connaître si une hémorragie est d'origine veineuse ou d'origine artérielle.

Voyons maintenant quels seront les moyens de les arrêter.

Nous ne ferons pas ici la théorie de l'hémostase et les traitements multiples qu'elle comporte : nous ne parlerons que des moyens les plus simples que vous pouvez mettre à la disposition de vos blessés.

1° *La compression directe*, soit en portant les doigts au fond même de la plaie pour aller étouffer le tube artériel ouvert, soit en tamponnant tout l'intérieur de la plaie avec de la charpie, du linge, un mouchoir, etc., etc. ;

2° *La compression indirecte*, en étreignant l'artère à la racine des membres sur les différents plans osseux que j'ai déjà eu l'honneur de vous indiquer, contre l'humérus du membre supérieur, sur l'os iliaque pour le membre inférieur ;

3° *La ligature du membre au-dessus de la plaie*. A cet effet, les Allemands ont doté leurs soldats d'une bande élastique, la bande d'Esmarck, dont je vous montrerai l'application dans la prochaine séance, qui peut rendre d'immenses services dans l'auto-hémostase. C'est pour cela que je formule des vœux en finissant cette troisième conférence, pour que l'armée française soit à son tour dotée de la bande élastique.

QUATRIÈME CONFÉRENCE

Système nerveux.

Mesdames,

Permettez-moi, mesdames, de faire avec vous un retour sur notre première leçon où je vous exposais sommairement l'ensemble du squelette humain. Je vous disais que la colonne vertébrale se composait d'une série de pièces appelées vertèbres, qui se superposaient et formaient par la réunion de leur trou vertébral un long étui destiné à loger un organe très important ; je vous ai dit aussi que ce chapelet de vertèbres était surmonté par l'ovoïde cranien : or, cette sphère osseuse elle-même circonscrit un espace assez vaste dont le but est de protéger et de contenir l'organe le plus noble de notre économie. Ce grand conduit osseux cranio-vertébral enveloppe et contient le système nerveux central. Le cerveau est placé dans la cavité crânienne, tout en haut de notre organisme, à la place d'honneur où l'appelait tout naturellement la noblesse de ses fonctions ; puis la moelle épinière descend tout le long de cet étui osseux pour finir à la hauteur des deux dernières vertèbres lombaires. Le cerveau et la moelle sont réunis ensemble par un renflement nerveux de transition qu'on appelle le bulbe : C'est dans le bulbe qui est ici, derrière la nuque, que naît le nerf essentiel au fonctionnement du cœur et du poumon, le nerf de la respiration et de la circulation, celui dont l'arrêt met un terme à la vie ; c'est pour cette raison que Flourens avait appelé ce point du bulbe, le nœud vital. L'ensemble du cerveau, du cervelet, du bulbe et de la moelle épinière constituent ce que nous appelons le système nerveux central. Tout le long de ce système nerveux central émergent des quantités considérables de filets nerveux qui vont se distribuer dans toutes les parties de l'organisme, et qui constituent ce que nous appelons le *système nerveux périphérique.*

Après cette synthèse sommaire du système nerveux de l'homme, analysons brièvement la grosse anatomie de chacune de ces parties.

Cerveau. — Le cerveau a à peu près la forme de son enveloppe osseuse, c'est-à-dire la forme d'une sphère très aplatie à sa base. Il est enveloppé par les méninges qui sont au nombre de trois : 1° la pie-mère, qui est une membrane fine et déliée très vasculaire, qui s'enfonce dans toutes les circonvolutions cérébrales où elle va faire l'irrigation nutritive : 2° une membrane séreuse, l'arachnoïde, contenant un liquide appelé liquide céphalo-rachidien ; la présence de ce liquide n'est pas superflue dans la cavité crânienne, et, en effet, le cerveau est susceptible de mouvements, de locomobilité, d'expansion, par conséquent de changement de volume. Or, tous ces mouvements cérébraux ont besoin d'être modérés, d'être régularisés : C'est là précisément le rôle de ce liquide céphalo-rachidien qui, interposé entre la voûte osseuse et la masse cérébrale, protège cette masse cérébrale et sauvegarde ses différents changements de volume et de tension. Enfin, la troisième membrane méningitique est la membrane de protection par excellence, elle est dure, épaisse, fibreuse, et elle partage avec la membrane séreuse l'importante fonction de gardienne du cerveau. Nous résumerons donc en disant que la pie-mère est la membrane de nutrition et que l'arachnoïde et la dure-mère sont les membranes de protection.

Le cerveau n'est pas un organe lisse et uni, il se compose d'une série de circonvolutions et de scissures plus ou moins profondes. D'une façon générale, les fonctions intellectuelles sont en raison directe de la netteté des circonvolutions.

Chez les animaux, à l'exception du singe où le système de circonvolutions est un peu ébauché, cette structure n'existe pas, et on peut dire qu'elle est une de nos caractéristiques anatomiques. Le cerveau se compose d'un hémisphère droit et d'un hémisphère gauche, réunis l'un à l'autre par un système de fibres commissurales appelées corps calleux. Chacun de ces hémisphères comprend quatre régions correspondant à peu près aux régions de l'enveloppe osseuse : Ce sont les régions frontale, temporale, pariétale et occipitale. Chacune de ces régions cérébrales comprend un certain nombre de circonvolutions et de scissures, soit que les scissures délimitent deux régions, soit qu'elles séparent entre elles les circonvolutions. On a ainsi créé la topographie du cerveau, et on y a ajouté une science toute nouvelle, la science des localisations cérébrales. Cette science n'est pas sortie des mains de Gall et de Lavater qui n'ont jamais fait que des localisations fantaisistes et qui cherchaient, par l'étude des bosses du crâne, à localiser les différentes passions dans le cerveau lui-même. Cet échafaudage de localisations des physiologistes anglais ne tient pas debout devant cet unique fait que la forme du contenu n'est nullement en rapport avec la forme du contenant et que telle ou telle bosse osseuse de la voûte crânienne n'a pas son homologue dans le cerveau. D'autant plus qu'un espace vide sépare le cerveau du crâne, et qu'on peut trouver une petite masse cérébrale dans une grande boîte osseuse.

Les localisations cérébrales appartiennent à Hitzig, Ferrier, Charcot et Pitres son élève, etc. Hitzig opérant sur le chien, Ferrier opérant sur le singe dont la structure cérébrale est similaire de celle de l'homme, Charcot faisant les applications expérimentales aux vieilles hémiplégiques de la Salpétrière, ont trouvé qu'il existe dans le cerveau, des centres toujours les mêmes qui président aux mouvements de la face, aux mouvements de l'oreille, des yeux, aux mouvements des membres supérieurs et inférieurs. On a enlevé des rondelles osseuses, on a excité avec la pointe d'une aiguille ou les pôles d'une pile la partie découverte du cerveau, et on a ainsi provoqué des mouvements dans certaines régions de l'organisme, toujours les mêmes quand on excitait les mêmes régions cérébrales. C'est ainsi, mesdames, qu'on a localisé les mouvements des membres inférieurs tout à fait au sommet de la circonvolution frontale ascendante. C'est ainsi que Broca a localisé les mouvements de la langue dans le pied de la troisième circonvolution frontale gauche. Ainsi, quand vous verrez un blessé paralysé de certaines parties du corps, vous saurez que la lésion est dans le cerveau et que la balle aura atteint quelques-unes de ces régions motrices dont je viens de vous parler.

Comme structure intime, le cerveau se compose d'une substance grise à sa périphérie remplie de cellules, et d'une substance blanche au centre. La substance blanche elle-même contient des noyaux gris centraux qui sont destinés à colliger nos impressions.

Moelle épinière. — La moelle épinière est un gros cordon nerveux qui, à l'inverse du cerveau, comprend une substance blanche périphérique et une substance grise centrale. Cette moelle joue le rôle de conducteur, elle transmet les sensations et les porte au cerveau qui donne ensuite des ordres en conséquence. Toutefois, de même que nous avons vu les centres actifs du cerveau localisés dans la partie grise, dans l'écorce, nous allons voir que la partie grise de la moelle va constituer, elle aussi, un centre moteur. C'est là où sont élaborés les mouvements inconscients appelés mouvements réflexes. Ce sont ces mouvements involontaires, ces soubresauts des membres où le cerveau est complètement étranger. La moelle présente un renflement cervical, un renflement dorsal et un renflement lombaire.

Ces trois renflements médullaires correspondent à l'émergence d'un véritable plexus de filets nerveux destinés à l'innervation du cou et des membres.

La moelle est entourée, comme le cerveau, de trois enveloppes appelées méninges, remplissant les mêmes fonctions et est creusée d'un canal central appelé épandyme, destiné à l'échappement du liquide céphalo-rachidien.

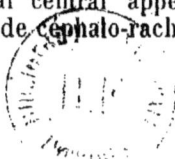

Nerfs. — Abordons maintenant l'étude succincte du système nerveux périphérique. Nous avons dit que tout le long du système nerveux central émergent des filets nerveux.

De la base du cerveau s'échappent douze paires de nerfs crâniens qui vont donner le mouvement et la sensibilité à la peau et aux muscles de la face, et qui vont donner aux sens leur sensibilité spéciale. C'est ainsi qu'on trouve le nerf olfactif qui vient se ramifier dans la muqueuse du nez pour y recueillir nos impressions olfactives ; c'est ainsi qu'on trouve le nerf optique qui arrive au fond de l'orbite, pénètre dans le globe oculaire et va s'épanouir dans son intérieur sous forme d'une membrane nerveuse appelée rétine, dont le but est de recevoir les impressions lumineuses. On y trouve aussi le nerf auditif qui préside à l'ouïe. On y trouve enfin les différents nerfs destinés aux mouvements multiples du globe de l'œil, et à ceux de la langue. De la protubérance et de la moelle partent tous ces nerfs dont je vous ai déjà parlé et qui vont assurer la motilité et la sensibilité à toutes nos régions organiques.

Il y a différents nerfs : C'est ainsi que nous avons des nerfs moteurs, qui vont se ramifier dans les muscles et présider à leurs mouvements, et des nerfs sensitifs dont les terminaisons ont lieu dans la peau et dont le but est d'assurer le sens du tact.

Maintenant que vous connaissez un peu l'appareil de transmission et l'appareil de réception, faisons-le fonctionner, et voyons ce qui se passe. Ma main vient se placer sur ce verre, les filets nerveux sensitifs de la paume de ma main recueillent l'impression de ce verre, ils la portent à la moelle d'où ils émanent ; puis la moelle conduit fidèlement cette sensation au cerveau en suivant les cordons blancs de cet organe, en traversant les noyaux gris centraux. Le cerveau est ainsi éveillé ; il perçoit la sensation de ce verre et donne des ordres aux nerfs moteurs aboutissant aux muscles qui vont se contracter pour me faire prendre l'objet en question, etc., etc.

Maintenant, mesdames, faites l'application sur le blessé de vos connaissances anatomiques, et vous direz d'un blessé présentant sur quelques régions de son organisme des zones d'insensibilité que les nerfs correspondant à cette région ont été touchés par la balle ; vous direz d'un blessé qui a perdu la faculté de mouvoir une main ou un avant-bras, que les nerfs destinés à l'innervation de la main ou de l'avant-bras ont dû être sectionnés par le corps vulnérant ; vous direz d'un blessé qui a les deux membres inférieurs paralysés que la moelle a dû être sectionnée et que la transmission nerveuse ne se fait plus des membres inférieurs au cerveau. Vous direz d'un blessé qui a une moitié du corps paralysé qu'il a dû se passer quelque lésion destructive du côté du cerveau et que la lésion cérébrale est du côté opposé à la paralysie. C'est ainsi que vous aurez fait avantageusement fructifier cette courte leçon.

CINQUIÈME CONFÉRENCE

Le tube digestif.

Mesdames,

Un long canal partant de l'orifice buccal et aboutissant à l'orifice anal compose le tube digestif.

C'est dans ce canal que les aliments seront conduits, élaborés, travaillés chimiquement, transformés et absorbés.

Les parties constituantes du tube digestif sont la bouche, le pharynx, l'œsophage, l'estomac, le petit intestin, et le gros intestin. A chacun de ces organes est dévolue une fonction, et c'est la résultante de toutes ces fonctions qui fait la digestion.

A la bouche est dévolue la mastication ;

Au pharynx, la déglutition ;

A l'œsophage, la conduction ;

A l'estomac, la chymification ;

Au petit intestin, la chylification ;

Au gros intestin, la défécation.

Puis à ce long canal alimentaire sont annexés des organes secondaires dont le travail va aider à la digestion. Il y a, en effet, un certain nombre de glandes dont les sécrétions canalisées et répandues à la surface du tube digestif vont actionner chimiquement le bol alimentaire. C'est ainsi que l'on trouve tout à fait à l'entrée du canal les glandes salivaires qui vont, grâce à leur produit de sécrétions, constituer le premier acte chimique de la digestion, l'insalivation. Puis nous trouverons dans la cavité abdominale la volumineuse glande hépatique qui produit le liquide biliaire indispensable au laboratoire gastro-intestinal, ainsi que la glande pancréatique qui se cache sous l'estomac et qui, elle aussi, fournit son suc pancréatique dont l'action va s'ajouter à celle de la bile.

Voyons d'une façon générale la structure de ce tube digestif. Nous trouvons d'abord la tunique muqueuse. La muqueuse, mesdames, c'est la peau des conduits internes, mais une peau sans épiderme, une peau d'un beau rose qui n'a plus ni glandes pilo-sébacés, ni glandes sudoripares, mais qui est couverte d'un véritable petit parquetage cellulaire qu'on appelle épithelium. Ce pavage épithélial est tout à fait à la surface de la muqueuse ; au-dessous se trouve un véritable petit semis de glandules qu'on appelle glandules muqueuses, qui secrètent constamment un liquide appelé, lui aussi, liquide muqueux, qui lubréfie constamment notre canal alimentaire, le tient dans un état permanent d'humidité, et, par un phénomène d'ordre tout mécanique, favorise la marche descendante du bol alimentaire.

La muqueuse de la bouche est très richement peuplée de ces glandes muqueuses, elles contribuent, avec le liquide salivaire, à arroser continuellement la cavité buccale, et ce constant arrosage est nécessaire non-seulement pour liquéfier les parties solides de notre alimentation, mais encore pour favoriser les mouvements de la langue. Quand la bouche est trop sèche, la langue s'immobilise. Le traditionnel verre d'eau sucrée des orateurs n'a pas d'autre cause.

La muqueuse de l'œsophage ne contient absolument que des glandules muqueuses. Il n'y a, en effet, là, qu'un organe de conduction qui n'a aucun rôle chimique à jouer dans notre alimentation. Il n'en est plus de même quand il s'agit de la muqueuse de l'estomac, il y a là un travail nouveau, il faut des ouvriers nouveaux. Aussi cette muqueuse gastrique renferme-t-elle une quantité considérable de petites glandes en grappe qu'on a appelées glandes pépsinifères, parce qu'elles secrètent le suc digestif par excellence, c'est-à-dire le suc gastrique.

Vous trouverez également dans la muqueuse intestinale ces mêmes glandes en grappe qui fournissent là ce qu'on appelle le suc intestinal.

Le gros intestin va se débarrasser peu à peu des glandes en grappe qui ne sont, en somme, que des glandes de digestion, et on ne trouvera plus dans sa muqueuse que les glandules muqueuses proprement dites.

Voilà, mesdames, l'histoire brève de la tunique interne du canal alimentaire dite tunique muqueuse, avec les différents produits secrétés par elle suivant l'organe qu'elle tapisse.

La deuxième tunique est la tunique celluleuse. Je ne m'y arrête pas.

La troisième tunique, très importante, est la tunique musculaire.

C'est qu'en effet, mesdames, il y a des mouvements dans le tube digestif, et c'est parce qu'il y a des mouvements que vous allez y trouver des muscles. Ces muscles sont dits muscles lisses, ils n'ont pas la texture de ceux que vous connaissez déjà, ils ne sont pas innervés par le même système nerveux, ils n'appartiennent pas à votre volonté, ils se contractent en vous mais sans vous, l'œsophage se rétrécit, l'estomac s'allonge, se déplace, l'intestin fait ses mouvements péristaltiques et antipéristaltiques, sans que vous ayez la moindre notion de ce qui se passe dans ce grand laboratoire humain. C'est que ces muscles lisses sont innervés par le grand sympathique et que c'est là une innervation spéciale, dite innervation de la vie animale qui étend son pouvoir sur toutes les fonctions de la vie végétative qui ne relève pas de notre cerveau, qui fait secréter le foie et le pancréas, qui actionne nos glandes, qui dirige mystérieusement toutes les manœuvres chimiques du laboratoire humain sans que nous ayons le droit ou le pouvoir de modifier en rien son action.

Eh bien, mesdames, ce système de muscles à fibres lisses, cette tunique musculaire lisse est commune à tout le canal alimentaire.

Œsophage, estomac, intestin présentent une tunique musculaire qui comprend : 1° des muscles circulaires qui, en rétrécissant le calibre du tube, pressent sur le bol alimentaire et le font progresser ; 2° des muscles longitudinaux qui, en diminuant la longueur du canal, permettent à la masse alimentaire de glisser sur lui et d'avancer. L'estomac seul ajoute à ce double système de muscles un système elliptique qui lui permet d'avoir des mouvements plus compliqués, mouvements qui lui permettent de faire un véritable brassage alimentaire.

Voilà, mesdames, quelles sont les tuniques constituantes de tout le tube digestif. Un mot maintenant sur chacun des organes qui entrent dans sa constitution.

1° *Le pharynx.* — Le pharynx est le carrefour où aboutissent l'air venant des fosses nasales, ou de l'oreille moyenne, et l'alimentation. Tant que le bol alimentaire n'est pas arrivé au pharynx, nous sommes maîtres de notre bouchée de pain, nous en disposons, et nous sommes libres de la rejeter ou de la déglutir. Arrivée au pharynx, elle ne nous appartient plus, elle est passée sous les ordres du grand sympathique ;

2° *L'œsophage* est un long tube cylindrique qui est uniquement destiné à la conduction du bol alimentaire ;

3° *L'estomac* est une véritable cornemuse ayant une petite courbure, une grande courbure, un orifice d'entrée, le cardia, et un orifice de sortie, le pylore ;

4° *L'intestin grêle* est un long canal comprenant trois parties : 1° le duodénum, qui forme une sorte de fer à cheval qui encadre la glande pancréatique ; 2° le jejunum ; 3° l'iléon, qui va jusqu'à la valvule de Bauhin, dite valvule des apothicaires ;

5° *Le gros intestin*, qui comprend, lui aussi, trois portions : 1° le colon ascendant ; 2° le colon transverse ; 3° le colon descendant, qui se termine par le rectum, à l'extrémité duquel se trouve le sphincter anal, qui, lui, est placé sous le domaine de la volonté, ce qui nous permet de retarder ou d'avancer l'expulsion du bol fécal.

ACTES CHIMIQUES DE LA DIGESTION

1° *Salivation*. — Les glandes salivaires, les glandes sublinguales et les glandes parotides secrètent toutes un liquide appelé salive qui, conduit par des canaux dans la bouche, agit chimiquement sur les aliments sucrés, grâce à un ferment qu'elle contient, la ptyaline, en transformant les aliments amylacés et sucrés en glycose.

2° *Chymification*. — Le suc gastrique de l'estomac qu'on a pu recueillir artificiellement soit par le moyen des éponges plongées dans l'estomac et retirées ensuite comme l'a fait Spallanzani sur des oiseaux de proie, soit par le procédé des fistules gastriques, contient deux acides, l'acide lactique et l'acide chlorhydrique et un ferment, la pepsine. Cette pepsine agit sur les éléments albuminoïdes et les transforme en peptones. Après les opérations chimiques dues à l'action de la salive d'abord sur les aliments féculents, du suc gastrique ensuite sur les aliments azotés et albuminoïdes, la masse alimentaire prend une coloration grise et une consistance molle formant une sorte de pâte assez fluide appelée chyme.

3° *Chylification*. — Le chyme s'engage à travers le pylore dans le duodénum. Là il reçoit l'influence du suc intestinal qui vient des glandes de Brunner, de la bile qui vient du foie par le canal cholédoque, du liquide pancréatique qui vient du pancréas. Jusqu'à présent, les aliments gras n'ont été que très incomplètement actionnés, ils vont être émulsionnés et rendus assimilables, grâce à l'influence combinée de la bile et de la secrétion pancréatique.

Ainsi donc. mesdames, grâce à la salive, grâce au suc gastrique, grâce anx liquides digestifs intestinaux, les aliments vont subir une série de transformations chimiques qui va nous permettre de les absorber et les assimiler. Devenus des glucoses, des peptones, ils vont passer ainsi dans le torrent circulatoire veineux et lymphatique. L'ensemble de ces opérations a transformé la masse alimentaire en un liquide appelé chyle qui après avoir descendu un peu dans l'intestin grêle, est pompé à la surface de cet intestin soit par les radicules de la veine porte qui les conduit à travers le foie dans les veines sus-hépatiques et dans la veine cave inférieure, soit par le réseau lacté des petits vaisseaux chylifères qui partant du centre de la villosité intestinale forme un lacis assez serré qui conflue dans le réservoir de Pecquet d'où part le grand canal lymphatique qui conduit cette masse de chyle dans la veine sous-clavière gauche. Ainsi nos aliments digérés, élaborés, chylifiés, sont absorbés à la surface même de notre intestin par les pompes veineuses ou lymphatiques qui les entraînent dans le torrent circulatoire. Les déchets, les résidus suivent leur route, descendent dans le gros intestin qui est le grand égout collecteur de notre cité.

humaine et qui a besoin comme les égouts en général de fonctionner facilement sans encombrement ; sans quoi un nettoyage est utile pour remettre de l'ordre dans l'équilibre organique.

Voilà, mesdames, en quelques mots l'histoire d'une bouchée de pain. Vous avez vu comment elle est actionnée successivement dans toutes les étapes du tube digestif, mastiquée par les dents mises en mouvement par de puissants muscles masticateurs, lubrifiée par les glandes muqueuses, insalivée par la série des glandes salivaires qui transforment sa partie féculente, sa miette en glucose, déglutie par le pharynx, conduite par l'œsophage, brassée dans l'estomac ; peptonisée par le suc gastrique, chylifiée dans la duodénum, absorbée par le réseau veineux et lymphatique dans toute la longueur de l'intestin grêle ; enfin vous savez que ses déchets sont amassés, colligés dans le gros intestin et expulsés au dehors par les contractions des côlons et des muscles abdominaux.

SIXIÈME CONFÉRENCE

La Fièvre et la Douleur.

La Fièvre. — Si je place un thermomètre sous mon bras et que je le laisse séjourner ainsi pendant une dizaine de minutes environ, je constate que la colonne mercurielle est arrivée au chiffre approximatif de 37°. C'est là, mesdames, ce qu'on appelle la température normale du corps humain. Tous les corps organiques qui nous entourent ont également une température intrinsèque, mais étant incapables de produire par eux-mêmes de la chaleur, ils n'ont qu'une chaleur d'emprunt qui leur est cédée par la température de l'atmosphère ambiant et qui varie avec cette température ambiante. Il se produit donc entre l'atmosphère et les corps inertes de véritables échanges thermiques, mais il n'en est pas de même quand il s'agit des corps organisés. Ceux-là ont une chaleur qui leur est propre, ils en produisent d'une façon continuelle, et cette chaleur doit toujours atteindre sensiblement le même degré, qu'il fasse un froid sibérien de —25° ou une température sénégalienne de 50°, nous devons tenir notre température individuelle à 37°. Or, comment arrivons-nous à régulariser ainsi la chaleur du corps ? Nous luttons contre l'intensité du froid par la combustion respiratoire, par notre lampe pulmonaire qui brûle davantage dans les temps froids et qui réchauffe ainsi l'appartement humain : les habitants du Nord consomment des huiles et des graisses qui sont des aliments de combustion brûlés dans nos tissus et destinés à créer des sources de chaleur animale. D'un autre côté, nous luttons contre l'excessive chaleur par notre peau : la peau se recouvre de sueur, la sueur s'évapore, et l'évaporation sudorale abaisse notre température. Voilà en deux mots, mesdames, comment nous équilibrons constamment notre température, grâce à la lampe pulmonaire et grâce à la gargoulette cutanée !

Si, au contraire, notre température s'élève, si elle dépasse 37°, si elle arrive à 38°, 39° et 40° par exemple, alors nous sommes fébricitants, nous avons de la fièvre. Autrefois, on touchait la peau, on tâtait le pouls, on le comptait et on disait voilà un fiévreux. Aujourd'hui, l'instrument de précision par excellence c'est le thermomètre. La vitesse du pouls, seule, n'est pas un indice de fièvre, la chaleur de la peau ne constitue pas non plus le symptôme pathognomonique de la fièvre, il faut y joindre les symptômes généraux et l'élévation thermique ; or, l'élévation thermique, quand elle est légère surtout, ne peut se juger à la main. C'est avec le thermomètre, seul, que vous obtiendrez la notion de la fièvre. Il faut donc que vous sachiez toutes, mesdames, manier le thermomètre. Mon but n'est pas, ici, de vous exposer toutes les théories sur la cause et sur l'origine de la fièvre : mais ce que je tiens à vous dire, c'est que la fièvre est toujours liée à quelques lésions intimes de nos humeurs et de nos tissus ; c'est que la fièvre est l'expression du combat de notre organisme avec un ennemi souvent invisible dont il cherche à se débarrasser. Maintenant que la médecine moderne a introduit un élément nouveau dans les causes de nos maladies, l'élément microbe, nous avons pu étendre ainsi considérablement le domaine de la pathologie générale. Nous savons que ces grands processus pyrétiques, la fièvre typhoïde, les fièvres éruptives en général, sont le fait d'une invasion microbienne dans notre organisme. Nous devons alors lutter avec les infiniment petits qui viennent coloniser dans notre individu, qui se nourrissent aux dépens de nos propres tissus et qui, souvent, nous écrasent sous le nombre.

L'organisme attaqué par une colonie de microbes réagit, il fait de la fièvre et cette fièvre, quelquefois, tue le microbe. C'est ainsi, mesdames, que cela se passe dans ce qu'on appelle la fièvre des marais, la fièvre intermittente, les germes entrent dans notre organisme, s'y développent, font pousser le cri fébrile à l'économie, la fièvre tue les germes et ainsi la température s'éteint, jusqu'au moment où une pullulation nouvelle des mêmes germes nécessitera une nouvelle lutte de la part de notre organisme. Je ne vous donne cela que sous la forme d'une idée générale, mais qui trouve souvent son application.

La fièvre n'est pas *une* dans sa forme ; chacune de nos maladies a une forme fébrile différente : ainsi le cycle fébrile d'un pneumonique ou d'un érysipélateux ne ressemble nullement au cycle fébrile d'un bronchitique ou d'un pleurétique. La courbe thermique d'un typhoïsant ne ressemble nullement à la courbe thermique d'un varioleux ou d'un scarlatineux. Donc, chaque maladie a sa physionomie fébrile spéciale qui nous permet, à nous médecins, de la reconnaître d'emblée, rien qu'en lisant une feuille de température qui est, passez-moi le mot, l'expression du drame qui s'est passé dans les profondeurs mystérieuses de notre organisme.

Au point de vue de la durée, vous avez des fièvres à jet

continu, comme la fièvre typhoïde, et des fièvres à jet inter-
mittent, comme la fièvre paludéenne.

Les blessés vous présenteront un type de fièvre qui, heureusement, tend de plus en plus à disparaître dans nos hôpitaux,
depuis que l'antisepsie et les pansements antiseptiques y ont
fait leur entrée.

Rigoureusement, nous ne devrions plus trouver de fébricitants dans nos salles de blessés, car nous savons aujourd'hui,
après les travaux si merveilleux et si éminemment humanitaires
de la chirurgie moderne, pourquoi nos malheureux blessés
avaient leurs plaies infectées et pourquoi ils mouraient empoi-
sonnés par leur pus ; le microscope nous a montré cette multi-
tude de vibrions atmosphériques qui venaient s'abattre sur elle
et transformer sa marche naturelle et physiologique de cicatrisation en une marche anormale et pathologique de suppuration.
Les germes découverts, nous avons essayé avec succès de les
tuer dans la plaie, puis nous leur avons barré le passage avec
des pansements appropriés. En tuant les germes, nous avons
supprimé la fièvre ; et lorsque, armées de votre thermomètre,
vous verrez, mesdames, de la fièvre à un blessé, vous vous
rappellerez de notre leçon du 26 janvier, vous saurez que les
ennemis sont là, cachés sous le pansement, vous aurez recours
aux liquides microbicides, l'acide phénique, l'acide borique, le
sublimé, l'iodoforme, vous laverez la plaie, vous l'aspergerez
avec cette eau bénite du chirurgien et, peu à peu, vous verrez
la fièvre s'éteindre comme par enchantement. Ceci dit, parlons
de la douleur.

La Douleur. — Il ne s'agit pas ici de la douleur morale qui
n'est qu'une souffrance de la pensée et qui, cependant, est bien
souvent suffisante pour provoquer des perturbations dans nos
organes et amener à son tour de véritables douleurs physiques,
car il y a, mesdames, des liens tellement puissants entre notre
organisation physique et notre organisation morale, que les
affections physiques sont aussi déprimantes pour le moral que
les affections morales le sont pour le physique. D'abord,
qu'est-ce que la douleur et comment la définir? La douleur est
toute sensation pénible perçue par les centres nerveux, mais
variée dans ses modalités, ses effets et ses causes.

La douleur est une offense faite à l'innervation sensitive.
C'est le cri de nos nerfs sensitifs. Pour qu'une sensation douloureuse se produise, il faut : 1° un milieu sensitif capable
d'être modifié par une impression ; 2° un système de voies
conductrices de l'impression aux centres nerveux ; 3° un centre
nerveux percepteur. Eh bien ! mesdames, nos milieux sensitifs
n'ont pas la même puissance de sensibilité. Le foie souffrant,
par exemple, est peu douloureux, la rate malade se révèle par
une sensation plutôt que par une douleur ; le rein, lui aussi,
est silencieux dans ses inflammations, c'est à peine si on note
une douleur sourde dans les lombes ; le cœur, lui-même, peut
subir de graves altérations sans nous les signifier par de la

douleur. L'intestin, au contraire, la vésicule biliaire, le péritoine, sont des organes tapageurs. Qui n'a pas entendu parler, en effet, des coliques intestinales, des coliques hépatiques ou de la péritonite ? Vous voyez donc, mesdames, que les milieux sensitifs sont très variés et ne donnent nullement la même note douloureuse. Maintenant, vous allez voir des différences individuelles considérables s'établir dans l'organe de la réceptivité de la douleur qui est le cerveau. Celui-ci éprouvera une douleur vive où l'autre n'éprouvera qu'une douleur légère ; celui-ci sentira pendant longtemps ce que l'autre ne sentira qu'un moment. Tout ceci, mesdames, n'est qu'une question d'excitabilité des terminaisons nerveuses. Le douleur n'est qu'une sensation excessive. Ainsi, voyez la graduation : le foie s'enflamme, on éprouve d'abord une sensation sourde dans le côté droit, on commence à sentir son foie, on sait qu'on en a un, tandis que, normalement, on ne le sent pas ; mais l'inflammation, en titillant le système nerveux hépatique, a élevé son diapason de sensibilité et nous met en état de percevoir la sensation du foie, puis cette sensation devient légèrement douleur puis, au degré suivant, c'est une douleur franche. On ne sent plus seulement son foie, mais on sent un foie douloureux. Donc, la douleur n'est que l'expression exagérée d'une sensation normale.

Du reste, mesdames, la sensibilité qui est répartie à la surface de notre être et qui existe encore dans tous nos tissus a une gamme qui peut commencer à zéro et peut aller jusqu'à la douleur la plus violente. Elle commence à zéro lorsqu'elle est supprimée comme dans l'anesthésie, puis elle peut monter successivement pour arriver à la douleur extrême. Du reste, nous avons plusieurs genres de sensibilité : nous avons la sensibilité du tact, nous avons la sensibilité thermique qui nous permet de sentir les différents degrés de la température chaude et froide ; eh bien, cette même sensibilité qui nous donne la sensation du chaud et du froid devient douleur si le froid et la chaleur prennent une trop grande intensité. Tout ceci, mesdames, pour vous montrer que ce que nous appelons douleur n'est qu'une modalité de nos sensations. Il n'y a donc pas, comme on l'a prétendu, des organes spéciaux pour la douleur, une instrumentation organique particulière : la douleur se crée par le fait de l'exagération d'une sensation.

Maintenant que nous avons vu le mécanisme de la douleur, voyons ses causes. La douleur a comme agents les filets nerveux sensitifs ; or, comme nous avons des filets nerveux sensitifs dans tous les coins de notre organisation, nous avons des chances de voir éclore des phénomènes douloureux dans toute notre sphère économique. Tout ce qui va irriter ces filets nerveux, depuis le simple coup de froid, jusqu'au traumatisme le plus violent, depuis la simple congestion jusqu'à l'inflammation la plus intense, depuis la pullulation de quelques cellules jusqu'à la formation de la plus volumineuse tumeur ; toutes ces causes-là vont déterminer de la douleur. De plus, il y a des organismes qui font de la douleur avec une désespérante facilité, soit par la constitution irritable de leur système nerveux, soit par le fait d'une modification toute particulière de leurs humeurs et de leurs tissus, comme le goutteux, le diabétique ou le rhumatisant. La douleur, une fois produite, suit la voie des filets nerveux sensitifs et passe, pour se rendre au cerveau, par les cordons postérieurs de la moelle épinière.

Maintenant, mesdames, la douleur n'est pas uniforme dans tous nos organes, la douleur de la vessie ne ressemble pas à la douleur de l'estomac, la douleur de l'estomac ne ressemble pas à la douleur du rein, une douleur dentaire est bien différente de la douleur d'une brûlure de la peau. Dans chaque organe lui-même, il y a des formes très variées de la douleur. Ainsi, la douleur d'une articulation entorsée ne ressemble pas à la douleur d'une articulation rhumatismale. Enfin, chaque douleur a, par elle-même, un caractère particulier, elle est pulsative, lancinante, dans une inflammation en général, pongitive, térébrante, dans les tumeurs de mauvaise nature, etc.

Ce qui frappe le plus le malade, c'est la douleur, et, souvent, il mesure la gravité de sa maladie à l'intensité de sa douleur, ce qui est faux, car les maladies les plus douloureuses sont souvent les moins dangereuses : le typhoïsant ne souffre pas et sa vie est en danger, un névralgique souffre atrocement et ne court aucun risque. Le phénomène douleur impressionne si vivement les malades que la médecine de tous les temps a cherché à la combattre. Vous aussi, mesdames, vous aurez souvent à partager avec nous le spectacle de la douleur et vos cœurs généreux chercheront à la calmer, à la tempérer. D'une façon générale, pour calmer efficacement une douleur, il faut en connaître la cause. C'est ainsi que la douleur dentaire disparaît avec l'extraction de la dent, que la douleur due à la compression de filets nerveux par une tumeur s'éteint avec l'ablation de cette tumeur, que la douleur provenant de l'inflammation d'un nerf lui-même disparaît quand on fait l'excision, la résection de ce nerf. Enfin, les douleurs dues à des inflammations sont généralement tempérées par l'usage des antiphlogistiques, saignées locales, ventouses scarifiées, vésicatoires, etc.

Tous les dérivés de l'opium calment la douleur. C'est de lui que Sydenham disait : « Si je n'avais pas l'opium, je ne ferais pas de médecine. » Aussi l'opium, le laudanum, la morphine, sont-ils employés pour calmer la douleur.

Il est des agents qui la suppriment complètement, comme le chloroforme, le chloral et l'éther.

Il n'y a pas de remède général pour la douleur, il n'y a que des remèdes particuliers qui varient avec chaque cause douloureuse. Toutefois, mesdames, vous me pardonnerez si je me suis livré, dans cette conférence, à trop d'abstractions. Mais vous aurez trop souvent devant vos yeux des douloureux et des fébricitants, pour que je n'aie pas une excuse à traiter ici la fièvre et la douleur.

SEPTIÈME CONFÉRENCE.

Plaies en général et Cicatrisation.

Mesdames,

On appelle plaie toute solution de continuité faite à nos tissus, et tous nos tissus, peau, muscles, vaisseaux, nerfs, tendons, sont susceptibles de se laisser entamer. Les plaies diffèrent dans leur forme et dans leur gravité suivant l'instrument qui les a faites, aussi on les a divisées en plaies par instruments piquants, plaies par instruments tranchants et plaies par instruments contondants. La pointe la plus aiguë d'une baïonnette produit une plaie par un instrument piquant, la lame d'un sabre produit une plaie par un instrument coupant, et la balle et le boulet produisent des plaies par instruments contondants.

La plaie est dite simple lorsqu'elle n'a entamé que la peau et la couche musculaire superficielle ; elle est dite compliquée lorsque cette plaie a intéressé un vaisseau artériel qui amène une hémorrhagie ou un gros tronc nerveux qui entraine une paralysie motrice ou sensitive.

Les plaies que vous serez appelées à soigner, mesdames, seront presque toutes des plaies contuses, des plaies par balle, et quelques rares plaies par coup de sabre.

Les plaies par balle, qu'il vous est le plus utile de connaître, vous présenteront une physionomie spéciale, vous verrez tantôt une plaie en cul-de-sac au fond duquel est logé le corps étranger ou bien au contraire en est sorti par une sorte d'effet en retour, tantôt une plaie en séton avec un orifice d'entrée, un orifice de sortie et un canal reliant les orifices et passant sous une couche plus ou moins épaisse de parties molles. Tantôt une plaie en gouttière qui s'est formée soit directement par le passage superficiel de la balle sous nos téguments, soit indirectement par la destruction du pont des parties molles qui existait dans le séton.

Vous saurez reconnaître l'orifice d'entrée de l'orifice de sortie par leurs dimensions respectives, l'orifice de sortie est presque le triple de l'orifice d'entrée, et en effet, mesdames, la balle s'est déformée en traversant nos tissus, elle a perdu de sa vitesse et elle détruit par le fait de cette déformation une plus grande quantité de tissus qui fait que la zone de destruction d'une balle dans l'organisme, représente à peu près la forme d'un tronc de cône dont le sommet correspondrait à l'orifice d'entrée et la base à l'orifice de sortie. Enfin vous pouvez rencontrer plusieurs orifices de sortie pour un seul orifice d'entrée, c'est alors que la balle s'est fragmentée et chacun de ses fragments a créé pour sa part un orifice de sortie. Ce qui se passe pour les parties molles a également lieu pour les os, on trouve également dans les os des écornures, des encoches, des plaies en cul-de-sac au fond desquelles on trouve la balle (balle de Garibaldi, extraite par Nélaton), des gouttières, des fissures, etc.

Cependant toute cette description vous montrerait la pathologie des blessures de guerre trop simplifiée, si nous nous en tenions là. Ces lésions-là, mesdames, qui prêtent à une aussi simple description sont les lésions des grandes distances, de 800 à 2,000 mètres, mais le tableau change si la balle arrive sur notre organisme à des distances rapprochées, alors toutes ces lésions vont perdre cette simplicité première, pour prendre l'aspect si bien décrit par Racine dans le songe d'Athalie, d'affreux mélange d'os et de chair meurtris. C'est qu'en effet ce n'est plus alors un simple canal dans les parties molles c'est un antre au fond duquel on trouve une véritable bouillie musculaire, des débris de tendons et d'aponévroses, des vaisseaux de chairs et recroquevillées, enfin bien souvent où l'on trouve aussi un véritable broiement de squelette. Voilà, mesdames, ce que nous verrons le plus souvent, et nous le verrons toujours quand il s'agira d'éclats d'obus, ce ne seront plus des lésions à décrire, ce seront des lésions à constater.

Car d'une façon générale, plus le corps vulnérant a de volume plus la lésion est grave, c'est pour cela que la balle de revolver a un pronostic moins noir que la balle du fusil de guerre.

Maintenant, mesdames, que je vous ai fait toucher du doigt les lésions produites par les armes de guerre, vous allez voir dans un moment, comment, sous les efforts combinés de la nature réparatrice et du chirurgien, les trous vont se boucher.

Quand vous séparez les tissus avec un instrument tranchant, avec un rasoir, un couteau, un bistouri, à la profondeur que l'on voudra, jusqu'à l'os par exemple, eh bien, cette plaie franche et nette, si profonde qu'elle soit, n'est qu'un jeu d'enfant pour la réparation ; étanchez d'abord le sang s'il y a une hémorragie, faites un peu la toilette de votre plaie avec une eau désinfectée, rapprochez vos tissus avec un peu de soie, ou un crin de Florence, ou encore jetez sur eux quelques bande-lettes agglutinatives que l'on maintient avec un bandage simple et quatre jours après, votre plaie si longue, si profonde, est complètement réunie. Vous enlevez dès lors vos points de suture qui pourraient devenir irritants si on les maintenait, et à la place de votre plaie vous ne trouvez plus qu'une simple ligne blanchâtre, vestige léger de la solution de continuité.

Dans ce cas-là, mesdames, qui est le cas idéal, celui que nous chirurgiens, nous recherchons tous, la plaie s'est réunie par réunion immédiate, ou comme on dit encore par première intention, et cette première intention est excellente, décidément, mesdames, c'est le premier mouvement qui est souvent le meilleur, comme vous le voyez, quand il s'agit de cicatrisation de plaie.

Eh bien, mesdames, comme je vous le disais il y a un ins-tant, nous espérons tous après une réunion immédiate de nos plaies et grâce aux pansements actuels nous triomphons presque toujours. Nous emportons un membre, nous taillons des lam-beaux pour recouvrir la plaie et l'os qui est au fond de cette plaie, nous suturons ces lambeaux, nous plaçons des drains de précaution dans chaque coin pour assurer l'écoulement de l'excès de sérosité qui peut se former à la surface de la plaie, nous recouvrons notre moignon d'un bon pansement antisep-tique et dix jours après tout est repris, les lambeaux tiennent, et il y a eu réunion sans une goutte de pus. Il n'y a pas bien longtemps encore, mesdames, où l'on était convaincu qu'il fallait absolument du pus pour la cicatrisation d'une plaie, et on nous l'imposait pour ainsi dire en nous créant des onguents suppu-ratifs, comme l'onguent Styrax, par exemple. C'est déjà de l'his-toire ancienne, et une plaie qui suppure aujourd'hui est tout simplement une plaie sale.

Toutefois, il y a des cas où la suppuration est presque impos-sible à éviter : c'est quand il s'agit non plus des plaies chirur-gicales qui sont des plaies simples, mais des plaies contuses produites par les armes de guerre, et, en effet, mesdames, si vous pensez à ceci, que toute cette bouillie organique, tous ces tissus frappés de mort, sont fatalement destinés à s'éliminer, vous verrez qu'il faut là un travail considérable de la nature pour séparer le bon grain de l'ivraie. — Aujourd'hui la chirurgie est à la conservation, vous nous verrez bien rarement amputer, vous nous verrez plus souvent avec les flacons antiseptiques qu'avec les couteaux ; il nous arrivera des sujets porteurs de lésions énormes, et bien malgré cela nous nous contenterons de régulariser la plaie, de la débarrasser des esquilles osseuses, des bouts de tendons, de la charpie musculaire, des caillots san-guins et des corps étrangers qui pourraient s'y être introduits, et cette toilette faite nous ferons du bourrage antiseptique avec une poudre antiseptique quelconque (coaltar, tourbe, étoupe etc.), nous fermerons le tout avec un pansement occlusif. — Que

se passera-t-il là, alors ? il y a de nombreux éléments anatomiques qui sont voués à la mort, il y a toute une zone de tissus ou
la vitalité fortement affaiblie finit par s'éteindre, la nature va
travailler derrière nous, et nous allons assister à ses efforts
réparateurs, elle va peu à peu délimiter cette zone de mortification, et sous cette zone de mortification va s'étaler une véritable
nappe de bourgeons charnus, roses, où vous rencontrerez toujours de la suppuration : le chirurgien va être l'auxiliaire de la
nature, c'est son plus beau rôle du reste, il va favoriser ce
travail d'élimination en enlevant tout ce qui est déjà séparé ou
sur le point de l'être, et alors toutes les parties gangrenées successivement éliminées, on voit tout le fonds de l'antre dont je
vous parlais tout à l'heure recouvert d'une couche de bourgeons
charnus qui augmentent chaque jour, rapprochent peu à peu
les bords de la plaie, finit par remplir toute la cavité ; puis, un
liseré cicatriciel apparaît au pourtour de la plaie qui marche
peu à peu de la périphérie, au centre, tirant sur les parties
excentriques de façon à les ramener au centre de la plaie, enfin
toute la surface est bientôt recouverte d'un tissu nouveau qu'on
appelle le tissu cicatriciel. Le travail de bourgeonnement a
duré longtemps, la production du tissu cicatriciel s'est opérée
lentement, et c'est là ce qu'on appelle une réunion médiate ou
une réunion par deuxième intention. Vous voyez, mesdames, que
ce n'est pas la meilleure car pendant tout ce long travail de bourgeonnement et de cicatrisation que d'assauts vous avez à courir,
que d'ennemis peuvent venir fondre sur vous, que de complications peuvent se jeter en travers du travail réparateur. —
C'est un vaisseau artériel dont l'extrémité se gangrène ou dont
le caillot se détache et qui vous amènera une hémorrhagie
secondaire, c'est une veine qui s'enflamme et qui produira une
phlébite toujours très dangereuse, ce sont les vaisseaux lymphatiques qui vont se microber et voilà l'érysipèle, ou bien ce
sont les filets nerveux qui vont s'enflammer, l'inflammation va
gagner la moelle et voilà le tétanos traumatique, ou bien c'est
le pus lui-même qui est devenu un poison au contact des germes
atmosphériques et qui va nous passer dans le sang pour produire une infection purulente mortelle ; et je n'ai pas épuisé la
liste noire des complications des plaies qui ont le sort fâcheux
de se cicatriser par deuxième intention, c'est-à-dire par la
voie du bourgeonnement et de la suppuration.

Vous voilà, mesdames, en possession de ces deux modes de
cicatrisation : 1º la cicatrisation par première intention, facile,
rapide, qui ne laisse pas de traces, qui ne donne lieu à aucune
complication, et 2º la cicatrisation par deuxième intention par
voie du bourgeonnement et de suppuration, lente, pénible, qui
s'accompagne toujours de la production d'une plaque cicatricielle plus ou moins vaste, et qui est exposée à toute une série
de graves complications.

Je tiens maintenant à vous dire, mesdames, deux mots seulement du travail intime qui se passe dans ces deux modes de
cicatrisation.

Dans les plaies qui se réunissent par première intention voici ce qui se passe. Dès que la plaie a été rapprochée et suturée, il s'écoule entre les lèvres de cette plaie mise en contact une sorte de colle humaine qu'on appelle la lymphe plastique. Cette lymphe plastique vient du sang, elle a transsudé à travers les vaisseaux, puis une fois interposée entre les lèvres de la plaie, cette lymphe plastique s'organise en vrai tissu, elle se vascularise, et ses capillaires s'abouchent avec les capillaires voisins. — Tenez, mesdames, vous allez me passer cette expression un peu imagée et vous allez comprendre tout de suite.

Dans la réunion par première intention, c'est la lymphe plastique, sorte de colle humaine qui colle les deux parties, et ce collage là se fait en quelques jours. — Dans la réunion par deuxième intention il faut de l'étoffe nouvelle, car le morceau emporté est trop large, et il faut absolument mettre une pièce au vêtement, et alors, mesdames, qu'est-ce qui se passe ? Il y a d'abord une quantité énorme de petits corps blancs transparents qu'on appelle les globules blancs du sang qui s'échappent eux aussi des vaisseaux et viennent en quantité énorme dans la plaie, ces globules blancs deviennent des corpuscules de tissu conjonctif, ces corpuscules de tissu conjonctif, de ronds qu'ils étaient, s'allongent, de cellules allongées fusiformes ils se transforment en fibrilles, ces fibrilles se condensent et voilà l'étoffe cicatricielle qui apparaît.

Dans toutes les parties molles, le morceau qui les réunit est toujours un nœud ou une plaque de tissu fibreux. Ainsi supposez un muscle coupé, il ne se réunira pas par un tissu musculaire c'est-à-dire un tissu semblable à lui, non il se réunira par du tissu conjonctif, par du tissu fibreux qui n'a plus comme vous le voyez les mêmes propriétés que le tissu qu'il est chargé de remplacer.

Il n'y a qu'un seul tissu qui fait exception d'une façon complète c'est le tissu osseux, aussi quand un os se casse il se répare avec un tissu analogue au sien, il se répare avec du tissu osseux : Il y avait là une importance capitale a avoir un tissu résistant pour que notre charpente ait toujours sa consistance, et la nature l'a prévu en permettant que le tissu osseux cassé se remplace par un tissu osseux nouveau.

Vous voilà, mesdames, initiées maintenant aux secrets de la cicatrisation, voyons rapidement quelles sont les causes qui favorisent ou retardent cette cicatrisation : un bon état général, une bonne position de la plaie, une propreté absolue de cette plaie, une réunion bien faite, une occlusion exacte, une antilepsie parfaite sont les moyens d'arriver à une bonne et prompte cicatrisation.

Un organisme vicié par quelque fâcheuse diathèse, la tuberculose, la scrofule, le cancer, etc., une antisepsie incomplète, une mauvaise position de la plaie, la présence de corps étrangers au fond de cette plaie retardent ou empêchent la cicatrisation.

Dans les grandes plaies de la peau, comme les plaies par

brûlures, par exemple, Reverdin, pour favoriser la cicatrisation, multipliait les points de travail cicatriciel en coupant de petits lambeaux épidermiques dont il ensemençait la plaie, il obtenait ainsi une cicatrisation plus rapide et une déformation moins grande par la cicatrice.

Je suis obligé de m'arrêter ici, mesdames, quoiqu'il y aurait encore bien des choses intéressantes à dire sur les plaies et sur leur cicatrisation.

HUITIÈME CONFÉRENCE

Les Pansements.

Mesdames,

La pratique des pansements consiste à savoir appliquer un topique sur une plaie et à maintenir ce topique. — Les pansements sont nés avec la médecine, et on les employa même dans la période anté-hippocratique. Machaon, fils d'Esculape, et Podalyre son frère pratiquaient la succion des plaies au siège de Troyes et leur mettaient un appareil pour en calmer la douleur. Toutefois en dehors de ces hommes spéciaux, l'art de guérir était confiné dans les temples, et il faut positivement arriver à Hippocrate pour découvrir une véritable méthode dans l'art de panser les plaies.

Hippocrate serait l'homme de notre époque, mesdames, car il enseignait à ses élèves les pansements simples et rationnels, Confiant dans la nature, il était convaincu que pour mener à bien la marche d'une plaie il était inutile de la torturer. Aussi l'eau tiède ou froide coupée ou non de vinaigre, le vin ordinaire, l'huile, le miel étaient les agents auxquels il avait recours. Mais vous verrez bientôt qu'on abandonnera la pratique simple du Père de la médecine pour une pharmacopée aussi variée qu'impuissante.

Après Hippocrate arrive ce qu'on pourrait nommer la période gréco-romaine où les sciences et les arts se retirent en Egypte à la faveur des Ptolémées à Rome et puis sous le siècle d'Auguste. L'Ecole d'Alexandrie apportait dit-on un soin minutieux aux pansements et imagina plusieurs modes de déligation nouveaux. Sous Auguste, Celse et Galien sont fidèles aux sages préceptes d'Hippocrate, ils connaissent et pratiquent la réunion immédiate des plaies. Toutefois Galien complique d'une façon singulière le nombre des emplâtres et des médicaments. Après la période gréco-romaine nous arrivons à la période des Arabes et des Arabistes, mais les Arabes sont des chirurgiens timorés qui ne font nullement progresser l'art des pansements. Dans cette période qui va du VIe au XIIIe siècle, les prières, l'invocation des saints, l'application de reliques furent trop souvent les seuls remèdes employés. Les moines étaient à ce moment à peu près les seuls dépositaires de l'art de guérir, aussi la chirurgie fut-elle presque complètement abandonnée.

Vers 1338, dit l'historien Vellon, les armes à feu font leur apparition sur les champs de bataille de l'Europe. Accoutumés à soigner des plaies ordinaires, effrayés des dégâts produits par ces nouveaux engins, les chirurgiens croient à l'action d'un principe vénéneux, aussi pour arrêter et détruire la virulence de ce principe, on brûle les plaies au fer rouge, on les cautérise avec l'huile bouillante, le vitriol, etc., etc. C'est Ambroise Paré, qu'on peut à bon droit appeler le Père de la Chirurgie, qui démontre que les plaies de guerre ne sont nullement des plaies vénéneuses et qui supprime du coup la pratique barbare de la cautérisation par l'huile bouillante de Sambuc. De plus, Ambroise Paré découvre en même temps la ligature des vaisseaux pour arrêter les hémorragies.

Paré avait été un véritable rénovateur, il aimait les pansements simples. Après lui Magatus conseille les pansements rares, et ce sont ces pansements rares, qui vont donner à Larrey le grand chirurgien des armées de Napoléon, une grande partie de ses succès. Fabrice d'Acquapendente signale le premier l'usage d'emplâtres agglutinatifs dans le pansement des plaies. Pendant toute la période du moyen-âge, il y a eu une effroyable polypharmacie chirurgicale, et c'est le XVIIIe siècle qui a fait l'œuvre de la simplification des pansements qui avait déjà paru avec Hippocrate. On supprime la quantité innombrable de drogues qui encombrent les officines pharmaceutiques ; Belloste conseille la suppression des tentes et des sétons qui selon lui gênaient la cicatrisation et entretenaient la suppuration et Pibrac confie à la nature seule le soin de guérir nos solutions de continuité. Depuis la fin du XVIIIe siècle jusqu'à nos jours on cherche dans l'atmosphère ambiante la cause des accidents chirurgicaux. Les uns attribuent au froid l'action nuisible de l'air sur les plaies : et partant de là on a érigé un certain nombre de méthodes de pansement contre l'action du froid. Du reste n'avait-on pas vu Hippocrate, Galien, Guy de Chauliac, Paré, conseiller l'emploi des fers chauffés au feu pour élever la température de l'air ambiant pendant le pansement des plaies ? N'avait-on pas vu Faure conseiller la cautérisation objective et les bains de soleil pour la cicatrisation des ulcères chroniques ? N'avait-on pas vu enfin Larrey nous dire que les plaies et ulcères des pays chauds se cicatrisent beaucoup plus vite dans les pays chauds que dans les pays froids. Ne voyons-nous pas nous-mêmes nos plaies résister beaucoup plus longtemps pendant l'hiver que pendant l'été. Partant de là Guyot conseillait l'incubation des plaies. Il plon-

geait le membre dans une caisse rectangulaire où l'air était
porté à une température moyenne de 36°.

D'autres avaient dirigé l'action de leurs pansements contre
l'air lui-même, considérant que l'air était un irritant mécanique.
Chassaignac faisait son pansement imbriqué avec des bandelettes
agglutinatives de diachylon dont il couvrait la plaie de façon à
former une véritable cuirasse au-dessus d'elle. Laugier créait
le pansement occlusif avec des bandelettes de baudruche
gommée. Le pansement occlusif est encore employé aujourd'hui,
mesdames, avec beaucoup de succès, car l'occlusion est un
complément indispensable à l'antisepsie.

Jules Guérin avait essayé de pratiquer l'occlusion en faisant
le vide ; c'est ce qu'il appelait l'occlusion pneumatique. Il la
pratiquait en plaçant le membre dans un récipient métallique
où il faisait le vide, et où il plaçait le membre blessé. On crai-
gnait l'air, on supprimait l'air.

Mais malgré l'absence de l'air, on continuait à voir de la
suppuration, et on constatait des accidents de complication,
Maisonneuve incriminait alors les produits des plaies de produire les complications. Alors à l'occlusion pneumatique de
Jules Guérin, il ajoutait l'aspiration continue qui consistait à
enlever les produits de la suppuration.

Ollier de Lyon, dans le même but et toujours pour soustraire
la plaie à l'action de l'air, baignait les membres blessés dans un
bain d'huile. Mais, malgré cela, il faut avouer, mesdames, que
tous ces moyens étaient d'une pratique très difficile et très
limitée, l'occlusion pneumatique, l'aspiration continue et le
bain d'huile ne pouvaient s'appliquer qu'aux plaies des membres, et restaient absolument inapplicables dans les cas de
plaies de la face, de l'abdomen ou du thorax. Difficulté et
impuissance condamnaient ces méthodes qui restaient beaucoup
plus théoriques que pratiques. Nous en dirons autant de la
méthode de ventilation de Bouisson de Montpellier. « L'idée
de ventiler les plaies, dit Bouisson, nous est venue en obser-
vant la guérison spontanée à l'air libre des solutions de continuité superficielles, faites à des animaux. » Il voulait donc
arriver à produire cette *cicatrisation sous-crustacée* par la
dessication des produits exhalés à la surface de la plaie, aussi
il ventilait la plaie pour favoriser l'évaporation des produits
exsudés et amener cette dessication. Il employait donc l'écran
ou le soufflet pour ventiler ses plaies, et il faut dire à son
avantage qu'il obtint d'heureux succès. Malgré cela, la méthode
de Bouisson a eu peu de partisans et n'a guère trouvé que dans
son fondateur les honneurs de l'enthousiasme.

Plusieurs chirurgiens ont alors essayé les pansements coa-
gulants : ils employaient pour cela l'alcool ou le perchlorure
de fer. Mais la méthode coagulante est dangereuse, le perchlorure de fer en produisant des caillots intra-vasculaires
prédisposent à la phlébite, à la thrombose et à l'embolie. Une
veine s'enflamme, un caillot peut se détacher, être emporté

dans le torrent circulatoire, et produire des désordres graves ou dans les veines, ou dans le cœur droit lui-même où il peut provoquer une syncope mortelle. Le perchlorure de fer a un emploi limité, et il faut l'employer avec une sage réserve, et dans des cas particuliers, pour ne pas s'exposer à des mécomptes dangereux.

Après cette courte étude des pansements spéciaux, voyons un peu comment hier encore on traitait les plaies. On pratiquait le pansement à plat, dit pansement sale, en étendant sur un linge fenêtré une certaine quantité de cérat, produit composé de miel et d'axonge dont le rancissement rapide faisait de cette pommade un produit irritant et malpropre. Hier encore, on faisait suppurer les plaies avec de l'onguent styrax et on pensait avec la suppuration exciter et favoriser la cicatrisation. Nous en étions là encore en 1870, et les blessés mouraient par centaines dans nos grands hôpitaux de Paris, on en était réduit à fermer dans son arsenal les couteaux d'amputation, car toutes les opérations que l'on pratiquait menaient à des désastres. Cependant au milieu de cette véritable catastrophe chirurgicale, il y avait un service où les blessés vivaient, où l'on amputait et où l'on guérissait, c'était le service d'Alphonse Guérin qui conviait les chirurgiens de Paris à venir voir sa méthode de pansement des plaies, cette méthode était la méthode du pansement ouaté.

Pasteur avait remarqué que la ouate filtrait l'air, et qu'en plaçant une couche d'ouate dans un tube de verre, la partie supérieure de l'ouate seule était remplie de germes atmosphériques, tandis que la partie inférieure restait absolument intacte. Partant de cette donnée théorique, Alphonse Guérin entourait ses plaies d'une épaisse couche d'ouate, qui filtrait l'air et empêchait ainsi les vibrions de l'air de venir se déposer à la surface de la plaie. Le pansement était placé immédiatement et n'était retiré que 10 ou 15 jours après, le thermomètre révélait l'état thermique, et tant qu'il n'y avait pas de poussée fébrile, le pansement ouaté était maintenu. Aujourd'hui, mesdames, le pansement ouaté reste et doit rester la méthode de choix pour les plaies des extrémités et surtout les plaies par écrasement qui prédisposent à la terrible complication qu'on appelle le tétanos, car la ouate, grâce à la douce chaleur dont elle baigne la plaie est un véritable pansement antitétanique.

La méthode d'Alphonse Guérin, était une des premières révélations du pansement antiseptique.

L'antisepsie va prendre tout son essor entre les mains du chirurgien anglais Lister. Lister, après une série de recherches que je me dispense de vous exposer, est arrivé à créer toute une méthode antiseptique et tout un pansement dont l'acide phénique en solution était le principe actif.

Le blessé était aspergé avec l'eau phéniquée, qu'on appelait alors l'eau bénite du chirurgien, l'opération, l'opéré, les assistants, les instruments étaient lavés avec le liquide, la chambre était purgée par les vapeurs antiseptiques du spray; puis l'opération terminée, on appliquait le pansement dont voici les différentes pièces, la première c'est la *protective* destinée à garantir la plaie et son pourtour du contact direct de l'acide phénique qui est irritant pour les téguments, la deuxième pièce se compose d'une série de feuilles de gaze phéniquée, et la troisième d'une toile rouge gommée imperméable appelée Mackinstosh destinée à éviter l'évaporation de l'acide phénique et à maintenir la plaie dans un véritable bain antiseptique, De l'antisepsie de Lister, il ne reste que la méthode, l'acide phénique se remplace indifféremment et je dirai même avantageusement par beaucoup d'autres liquides comme l'acide borique qui n'a pas la propriété irritante de l'acide phénique, par le sublimé qui est un microbicide bien plus puissant que les solutions phéniquées, par le nitrate d'argent, le thymol, etc. En Allemagne, on a obtenu de merveilleux résultats avec l'iodoforme qui est une poudre dorée cristalline dont le plus grand inconvénient est de coûter fort cher. En somme, mesdames, nous sommes aujourd'hui merveilleusement armés en chirurgie. Nous pouvons impunément porter le couteau sur l'organisme humain. Nous connaissons l'ennemi, et nous le chassons. Les audaces chirurgicales sont permises en ce moment où l'antisepsie révolutionne complètement la chirurgie. Cependant, mesdames, si l'antisepsie nous donne de la puissance pour l'intervention, elle nous en donne aussi pour la conservation, et vous nous verrez tous sur les champs de bataille, devenir d'effrénés conservateurs !

NEUVIÈME CONFÉRENCE

Eléments de petite Chirurgie.

Mesdames,

Maintenant que nous avons fait ensemble quelques excursions dans le domaine général de l'anatomie et de la physiologie ; maintenant que vous avez appris les grandes lignes des deux sciences qui font la base de la médecine et de la chirurgie, nous aborderons le côté vraiment pratique des questions qui intéressent une infirmière ambulancière et nous verrons tout ce qui a trait à la petite chirurgie. Voyons d'abord de quoi se compose le matériel indispensable à l'infirmerie.

Voici d'abord la trousse qui comprend une paire de ciseaux droit, une paire de ciseaux courbés destinés à couper vos différentes pièces à pansement, une paire de pince pour retirer la charpie des plaies, une spatule pour étendre sur les linges les différents onguents, un rasoir pour raser la peau, car les téguments doivent toujours être rasés (qu'il s'agisse d'un pansement ou d'une opération), un stylet aiguillé pour passer des fils, un porte-mèche pour placer des mèches, et une sonde cannelée pour servir de conducteur au bistouri.

Voilà, mesdames, quel sera tout votre instrumentation.

Maintenant voyons quels seront vos objets de pansements.

Vous aurez d'abord la charpie qui n'est en somme que du vieux linge effilé, et qui est coupée de façon à ne pas présenter trop de longueur. La charpie en grand honneur autrefois, tend aujourd'hui à être abandonnée ; c'est qu'en effet, mesdames, la charpie logée dans quelque coin d'une armoire plus ou moins bien nettoyée, ou au fond d'un panier sale est un véritable nid à microbes, aussi plusieurs chirurgiens renfermaient précautionneusement leur charpie dans des boites de fer-blanc où l'on faisait de fréquents arrosages avec de l'acide phénique au 1/100e. Malgré cela on a pu incriminer a bon droit la charpie d'avoir colporté l'érysipèle et les produits toxiques de la suppuration des plaies, aussi dans les hôpitaux où l'antisepsie est en honneur, on a banni la charpie et on la remplace aujourd'hui par des produits préparés aseptiquement comme la tourbe ou l'étoupe phéniquée.

Autrefois on faisait un véritable assemblage de plusieurs couches superposées de charpie et on constituait ce qu'on appelait un *plumasseau* ou un *gâteau*.

Ou bien on roulait de la paume de la main une petite masse de charpie de la grosseur d'une noix qu'on appelait *une boulette*, c'est avec la charpie ainsi préparée sous forme de boulettes, de plumasseaux ou de gâteaux que l'on faisait les anciens pansements plats.

Quand on avait besoin d'engager un plumasseau de charpie dans une cavité assez profonde, alors on jetait un fil sur la partie moyenne du plumasseau, et on faisait ainsi un *bourdonnet*, le bourdonnet était ainsi placé dans la cavité, les deux fils pendant au dehors servaient à le retirer quand on voulait renouveler le pansement. Supposez le bourdonnet beaucoup plus petit et plus long de façon à présenter l'aspect funiculaire et vous aurez la mèche qui, avec l'instrument de votre trousse qu'on appelle le porte-mèche, est portée dans les plaies enduite de différents onguents et sert à dilater certains trajets fistulaux ou à les modifier.

La charpie était donc le plus souvent un moyen de remplissage. — Le coton, aujourd'hui, s'emploie souvent à ce titre, et préparé tout spécialement pour absorber les liquides : sérosité ou suppuration ; on l'appelle coton hydrophile à cause de sa faculté d'imbibition.

Maintenant, mesdames, permettez-moi de vous présenter certains types de compresses. —D'abord, les compresses sont des pièces de linges de différentes grandeurs qui ont pour but de maintenir les différents éléments du pansement.

Vous avez la *compresse fenétrée*, c'est sur elle que le chirurgien d'hier étendait encore avec sa spatule son styrax ou son cérat : vous avez la *compresse graduée* qui se composait d'une série de plis superposés allant toujours en diminuant et formant ainsi une petite masse prismatique dont le but était d'exercer de la compression sur certaines parties de l'organisme. — Vous avez encore la compresse en croix de Malte que l'on fait en incisant les quatre coins d'une compresse carrée, et en poussant assez profondément vos incisions vers le centre de la compresse. On employait autrefois la croix de Malte à coiffer l'extrémité d'un moignon amputé et servait à retenir les autres pièces du pansement. Enfin, il y a la *compressse longu tte*, ainsi appelée à cause de sa dimension en longueur et qui est la pièce principale du bandage de Scultet dont nous parlerons plus tard.

Enfin, mesdames, il est important que je vous expose toutes les pièces chirurgicales absolument utiles dans le traitement des fractures. Voici d'abord une série d'attelles en bois qui ont pour but d'assurer la contention des fragments des membres fracturés. Supposez une fracture du bras en son milieu, vous appliquerez une attelle en dedans, une attelle en dehors, une attelle en arrière et une attelle en avant. Les attelles seront coupées à la longueur voulue de façon à ne pas dépasser la longueur du membre lui-même, et elles seront enroulées dans du coton de façon à adoucir leur pression sur les téguments — ou bien elles seront appliquées directement sur une série de coussins en balles d'avoines un peu plus longs que les attelles — coussins et attelles seront solidement maintenus par des lacs dont vous voyez ainsi le but par cet exemple.

Si nous avons affaire à une fracture du pied ou de la main nous découpons une palette de bois ayant à peu près la forme du pied ou de la main et dont en voici des échantillons.

Maintenant, mesdames, tout cela est encore aussi le vieux jeu chirurgical; aujourd'hui sans avoir abandonné le système des coussins, des palettes et des attelles, on préfère avoir recours d'emblée, à moins de contre indications très nettes, aux appareils inamovibles; on jette sur un membre fracturé une muraille de plâtre ou de silicate qui immobilise complètement la partie et qui permet aux fragments de se souder sans qu'on soit obligé de renouveler l'appareil.

En dehors des appareils silicatés, dextrinés, amidonnés, plâtrés, etc., employés dans le traitement des fractures des membres, il y a les gouttières. — Voici, mesdames, des gouttières métalliques en fil de fer, ou des demi-gouttières. Vous garnissez préalablement ces gouttières avec un drap d'alèze c'est-à-dire un drap plié en plusieurs doubles et avec du coton et dans la gouttière ainsi garnie vous placez le membre malade, il est maintenu encore par des coussins et des bandes roulées. — Enfin pour que les draps du lit ne portent pas directement sur la partie affectée, vous placez un cerceau qui joue le rôle de protecteur.

Ceci dit, nous allons exposer les différentes manœuvres employées en petite chirurgie :

1° Il y a d'abord *la friction* qui consiste en frottements plus ou moins répétés et plus ou moins rudes sur des points du corps. Dans certaines douleurs rhumatismales vous emploierez la friction avec un liniment calmant, c'est la friction humide. Contre la sciatique on emploiera par exemple la friction sèche avec le gant de crin ;

2° Il y a *l'onction* qui consiste à étaler avec douceur et précaution une couche plus ou moins épaisse de pommade médicamenteuse. Dans un engorgement des ganglions on fait une onction avec la pommade mercurielle ou la pommade iodurée ;

3° Il y a *l'embrocation* qui a pour but d'arroser avec un linge ou une éponge trempée dans un liquide médicamenteux une assez grande partie du corps (tout un membre par exemple);

4° Il y a *l'injection* qui consiste à introduire un liquide médicamenteux dans une cavité par une seringue ou un irrigateur, c'est ainsi qu'on fait des injections modificatrices dans des conduits fistuleux, dans le conduit auditif ou dans les fosses nasales ;

5° Il y a les *fomentations* qui sont des applications sèches ou humides sur les parties malades soit pour les réchauffer, soit pour les maintenir à une température constante.

Dans les fomentations sèches on emploie des sachets de sable chaud, de la flanelle chaude, des fers à repasser, etc.

La fumigation consiste à placer le corps dans un milieu de vapeurs résultant de la combustion de certains principes médicamenteux ou de la volatilisation de substances médicinales.

Le bain de vapeur simple est une fumigation.

En dehors de ces différentes manœuvres qui ne sont en somme que des moyens d'emploi des médicaments il vous faudra connaître le mode d'action de certaines substances et toute la série de petites opérations qui appartiennent à ce qu'on appelle la médication révulsive. — Voyons d'abord, mesdames, ce qu'on entend par médication révulsive — révulser une partie de l'organisme, c'est appeler sur cette partie un flux sanguin ou une véritable poussée inflammatoire qui a pour but d'affaiblir ou de faire disparaître l'inflammation que cette révulsion est destinée à combattre. — Ainsi un sujet a un point pleurétique correspondant à un point de sa plèvre enflammée, j'applique à ce niveau un vésicatoire, je provoque une poussée inflammatoire de la peau qui a lieu au-dessus de la poussée inflammatoire pleurale. — La révulsion a certains degrés : il y a d'abord, la sinapisation, puis la vésication, et enfin la cautérisation. — Quand on sinapise on ne produit que de la rougeur des téguments ; pour cela on emploie principalement la farine de moutarde qui, préparée en feuilles, s'appelle sinapisme Rigollot ; la feuille Rigollot est mouillée dans l'eau froide et est appliquée sur la peau pendant quatre ou cinq minutes jusqu'au moment où une démangeaison douloureuse avertisse que l'effet rubéfiant est produit, et alors quand on retire la feuille on trouve une peau rouge congestionnée et cette congestion s'est produite aux dépens de l'organe qu'on a eu pour but de décongestionner.

Dans la vésication, l'effet est plus intense, l'épiderme est soulevé par de la sérosité, et il se produit là une véritable inflammation cutanée, une dermatite qui a pour but de faire un appel à la périphérie de l'inflammation centrale. On peut arriver au troisième stade de la médication révulsive par la cautérisation. — L'effet est encore plus intense, la cautérisation produit de petites escarres sur les téguments qui constituent autant d'ilôts inflammatoires entourés d'une zone hypeshennique très intense, c'est pour cela que cette cautérisation constitue un mode révulsif, énergique.

Deux mots, mesdames, en terminant, de la médication antiphlogistique. — Dans cette méthode, nous avons d'abord la saignée locale qui se pratique avec une ventouse ou au moyen des sangsues. — La ventouse est un globe de verre où l'on fait le vide en faisant brûler une simple boulette de papier au fond du globe, et qu'on applique sur la peau, il se produit un seul rouge où l'on peut faire des scarifications par lesquelles on tire une certaine quantité de sang.

Vous savez toutes comment on applique les sangsues, je n'ai donc pas besoin de vous le rappeler ici.

Reste un mot à dire de la saignée générale, on peut avoir besoin de détendre le torrent circulatoire et de soutirer des veines une certaine quantité de sang. — Alors le mode opératoire est le suivant : on place une bande au-dessus du coude assez fortement serrée pour arrêter le reflux sanguin. Les veines du pli du coude font saillie, et il est facile alors de plonger sa lancette dans l'une d'elles, la veine basilique en dedans, ou la veine céphalique en dehors, de préférence la veine céphalique dont les rapports avec l'artère sont plus éloignés.

Dans la prochaine conférence, nous continuerons, mesdames, à nous entretenir de la petite chirurgie.

DIXIÈME CONFÉRENCE

L'alimentation des fiévreux et blessés.

Mésdames,

Il est une question qui touche en même temps l'hygiène et la pathologie et qui ne peut laisser indifférente une infirmière ambulancière, c'est la question de l'alimentation. Fiévreux et blessés ont besoin d'avoir un régime et des apports bien réglés, car souvent l'évolution heureuse d'une maladie dépend de la conduite que le médecin ou le chirurgien auront apporté dans la réfection alimentaire. Tout à l'heure, mesdames, nous développerons ces prémisses, mais avant, permettez-moi de vous dire quelle est la cause finale de l'aliment.

L'organisme fait des dépenses journalières : L'élaboration intellectuelle, le travail musculaire, les nombreux déchets qui s'éliminent par la peau, par le poumon, par le tube digestif et par les reins, les matériaux nécessaires aux sécrétions de nos glandes sont autant d'éléments à ajouter à la colonne des dépenses. Il est donc utile de faire cadrer les recettes à côté des dépenses, afin de pouvoir établir une bonne gestion financière. L'économie humaine représente donc un gouvernement individuel où un budget bien équilibré est nécessaire au bon fonctionnement de nos différents agents. Il faut que chacun de nos ministères soit largement pourvu. Les organes qui président aux grands travaux de notre gouvernement ont besoin d'être bien réparés et bien nourris.

Eh bien, mesdames, notre déficit matériel se répare avec l'alimentation, et ce seul fait montre conséquemment combien un pareil sujet devient intéressant.

Pour bien saisir les données du problème, les physiologistes ont étudié d'abord la composition chimique du corps humain et ils ont trouvé que nos tissus, peau, muscles, nerfs, os, viscères, etc., peuvent se réduire au creuset de l'analyse à quatre éléments primitifs qu'on retrouve dans tous les points de notre territoire organique; ces quatre éléments sont l'oxygène, l'hydrogène, le carbone et l'azote. L'oxygène qui est l'agent actif de la combustion, qui brûle les tissus vivants; l'hydrogène qui, en combinaison avec l'oxygène, est la base de l'hydratation organique, et en combinaison avec le carbone constitue les graisses sous forme d'éléments hydro-carbonés; enfin l'azote qui est l'élément constituant des tissus et fait partie de la trame organisée. Le carbone, combiné avec l'oxygène, donne à son tour l'acide carbonique pour devenir un produit d'excrétion pulmonaire. Eh bien, mesdames, ces quatre éléments chimiques se combinent dans notre organisme pour y former : 1° des albuminates qui réunissent à eux seuls oxygène, hydrogène, carbone et azote et qui représentent la partie plastique de l'organisme, qui est la base de la cellule vivante; 2° les graisses qui renferment du carbone, de l'oxygène et de l'hydrogène et qui ne représentent chez nous qu'un magasin de réserves où nous allons puiser dans un moment de pénurie occasionnée par des affections graves ou par une impossibilité alimentaire; 3° les hydrates de carbone, qui, elles, ne contiennent que du carbone et de l'hydrogène, et qui représentent les substances féculentes et sucrées.

Voilà, en deux mots, mesdames, à quels éléments de constitution chimique peut se réduire l'organisme, réduction qui permet d'établir la base physiologique de l'alimentation. C'est qu'en effet, aux albuminates organiques correspondent les albuminates alimentaires; aux substances grasses organiques, correspondent les substances grasses alimentaires; enfin aux hydrates de carbone organique correspondent des hydrates de carbone alimentaire.

Voulez-vous de la réparation plastique, voulez-vous de la refection matérielle? Adressez-vous aux aliments albuminoïdes.

Voulez-vous faire de la combustion, voulez-vous favoriser vos oxydations, vos échanges organiques? Prenez des aliments gras, féculents ou sucrés.

Tout cela, mesdames, pour vous dire que l'alimentation albuminoïde et l'alimentation grasse et féculente sont toutes les deux indispensables aux phénomènes de la reconstitution journalière : elles se complètent l'une par l'autre, et l'exclusivisme en pareille matière mènerait à la déchéance organique.

Le régime albuminoïde sans les graisses, c'est la mèche sans l'huile; le régime gras sans les albuminoïdes, c'est l'huile sans la mèche. La lampe organique ne fonctionnera qu'autant que ces deux éléments seront associés.

La physiologie a continué son œuvre, après avoir établi la formule chimique de constitution et de réparation de l'organisme, elle nous a exposé d'une façon fort nette le tableau de nos pertes journalières par rapport à cette formule elle-même. Connaissant la forme sous laquelle s'éliminent les albuminates, les graisses et les hydrates de carbone et connaissant aussi leurs portes de sortie ; sachant que le type albuminoïde s'élimine par le rein sous forme d'urée et d'acide urique, que la graisse et les féculents s'éliminent par la peau et par les poumons sous forme d'acide carbonique et d'eau, elle a dosé successivement tous ces produits et elle nous a appris ce qu'il nous fallait comme recettes journalières en albuminates, en aliments gras et en hydrates de carbone.

Mais il y avait encore pour compléter le problème un autre fait à considérer ; le corps est un moteur animé qui marche, court, s'agite, porte des fardeaux, etc. Or, vous savez, mesdames, que le mouvement fait de la chaleur, et que, de son côté, la chaleur peut se transformer en mouvement. Or, cette machine humaine, qui fait du mouvement et de la chaleur, a besoin pour cela de matières analogues au charbon et à la houille et qui sont précisément dans l'espèce les matériaux hydro-carbonés. Il suffisait donc d'estimer en calories la quantité de chaleur qu'un homme perd en vingt-quatre heures, pour doser à peu près la quantité d'éléments hydro-carbonés utiles à son ravitaillement journalier, connaissant préalablement le rapport qui existe entre le producteur et la quantité produite : Or, ceci a été fait, et il a été établi que pour une ration d'entretien nécessaire à un homme de force moyenne il fallait :

85 grammes d'albuminoïdes, 50 grammes de graisse et 410 grammes d'hydrates de carbone, et qu'il fallait pour une ration de travail :

145 grammes d'albuminoïdes ;

72 grammes de graisse ;

610 grammes d'hydrates de carbone.

Voyons maintenant, mesdames, quels sont vos aliments journaliers qui représentent les types que je viens de vous soumettre, en un mot, quels sont les aliments albuminoïdes, les aliments gras et les aliments hydro-carbonés.

Le lait, les viandes en général, le poisson, le fromage se trouvent dans la série des aliments azotés.

Dans la série des aliments gras se trouvent toutes les graisses en général. Enfin les aliments féculents et les aliments sucrés représentent les hydrates de carbone.

Deux mots, pour terminer, de la conduite à tenir dans l'alimentation des blessés et fiévreux.

D'une façon générale, mesdames, c'est à l'alimentation riche en éléments de combustion que vous aurez recours chez les fébricitants : Vous donnerez du bouillon comme simple peptogène, vous donnerez du lait comme type azoté, et des boissons alcoolisées pour favoriser la combustion pulmonaire.

J'aurais voulu, mesdames, donner à ce sujet toute l'ampleur

qu'il mérite, mais je suis obligé de m'arrêter, et je vous quitte en vous remerciant de l'attention que vous avez accordée à ces cours, et de l'indulgence aimable dont vous les avez entourés. C'est la première marque de cette générosité qui doit faire la caractéristique de celles qui seront prêtes au grand jour à tout sacrifier pour le salut de nos blessés.

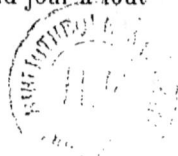

7840. — Macon, imprimerie Générale.